荣 获

◎ 第七届统战系统出版社优秀图书奖

◎ 入选原国家新闻出版广电总局、全国老龄工作委员会办公室首届向全国老年人推荐优秀出版物名单

◎ 入选全国图书馆 2013 年度好书推选名单

◎ 入选农家书屋重点出版物推荐目录（2015年、2016年）

U0206754

名医与您谈疾病丛书

痤疮

学术顾问◎钟南山　陈灏珠　郭应禄　王陇德

　　　　　葛均波　张雁灵　陆林

总　主　编◎吴少祯

执行总主编◎夏术阶　李广智

主　编◎李　斌　鞠　强

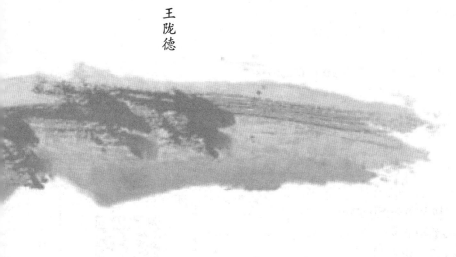

中国健康传媒集团

中国医药科技出版社

内 容 提 要

　　痤疮是一种常见的皮肤病，痤疮患者群体众多，治病心情迫切，容易被错误信息所误导，本书以帮助读者正确认识、合理预防、科学治疗痤疮为宗旨，总结了临床常见、困惑患者的189个问题，结合中西医知识，介绍了痤疮的病因、病机、诊断、治疗及日常生活起居、饮食调摄等方面的内容，并且介绍了一些简、便、廉、验的治疗方法，如拔罐、中成药和代茶饮等。本书的出版有助于痤疮患者掌握正确、科学的痤疮知识，适用于临床医师、医学院校师生、中西医爱好者及痤疮患者阅读。

图书在版编目（CIP）数据

　　痤疮 / 李斌，鞠强主编 . — 北京：中国医药科技出版社，2021.1（2024.12重印）
（名医与您谈疾病丛书）
　　ISBN 978-7-5214-2108-8

　　Ⅰ.①痤… 　Ⅱ.①李…②鞠… 　Ⅲ.①痤疮 – 防治 – 问题解答 　Ⅳ.① R758.73–44

　　中国版本图书馆 CIP 数据核字（2020）第 208894 号

美术编辑　陈君杞
版式设计　南博文化

出版　**中国健康传媒集团** | 中国医药科技出版社
地址　北京市海淀区文慧园北路甲 22 号
邮编　100082
电话　发行：010-62227427　邮购：010-62236938
网址　www.cmstp.com
规格　710×1000mm $^1/_{16}$
印张　11
字数　164 千字
版次　2021 年 1 月第 1 版
印次　2024 年 12 月第 3 次印刷
印刷　北京印刷集团有限责任公司
经销　全国各地新华书店
书号　ISBN 978-7-5214-2108-8
定价　32.00 元

版权所有　盗版必究
举报电话：010-62228771
本社图书如存在印装质量问题请与本社联系调换

获取新书信息、投稿、为图书纠错，请扫码联系我们。

《名医与您谈疾病丛书》

编委会

学术顾问　钟南山　陈灏珠　郭应禄　王陇德
　　　　　　　葛均波　张雁灵　陆　林

总　主　编　吴少祯

执行总主编　夏术阶　李广智

编　　委（按姓氏笔画排序）

丁小强　万欢英　王丽华　王灵台

王侠生　王宪衍　王祖承　方　栩

方宁远　冯　波　朱光斗　刘志民

李　刚　李　斌　李广智　吴艺婕

何大为　何家扬　邹海东　陈生弟

陈雨强　周玉坤　郑　兴　赵　瑛

胡修全　夏术阶　倪立青　徐　通

徐一峰　徐金华　黄　勇　董　频

程怀瑾

科普顾问　朱建坤

《痤疮》

编委会

主　　编　李　斌　鞠　强

副主编　王一飞　李　欣　强　燕

编　　委　（按姓氏笔画排序）

马　天　　王一飞　　王岚琦　　华圣元

华　亮　　杨　丽　　杨滢瑶　　李　苏

李　欣　　李　斌　　李福伦　　何慧琼

沈小雁　　张　莹　　张玲琳　　陈利红

陈泽才　　陈　洁　　范　斌　　周　蜜

房梁柱　　赵肖庆　　胡婷婷　　姜文成

钱　辉　　徐　蓉　　高毅明　　曹筱筱

强　燕　　蒯　仂　　缪　晓　　潘展砚

鞠　强

出版者的话

党的十八大以来，以习近平同志为核心的党中央把"健康中国"上升为国家战略。十九大报告明确提出"实施健康中国战略"，把人民健康放在优先发展的战略地位，并连续出台了多个文件和方案，《"健康中国2030"规划纲要》中就明确提出，要加大健康教育力度，普及健康科学知识，提高全民健康素养。而提高全民健康素养，有效防治疾病，有赖于知识先导策略，《名医与您谈疾病丛书》的再版，顺应时代潮流，切合民众需求，是响应和践行国家健康发展战略——普及健康科普知识的一次有益尝试，也是健康事业发展中社会治理"大处方"中的一张有效"小处方"。

本次出版是丛书的第三版，丛书前两版出版后，受到广大读者的热烈欢迎，并获得多项省部级奖项。随着新技术的不断发展，许多观念也在不断更新，丛书有必要与时俱进地更新完善。本次修订，精选了44种常见慢性病（有些属于新增病种），病种涉及神经系统疾病、呼吸系统疾病、消化系统疾病、心血管系统疾病、内分泌系统疾病、泌尿系统疾病、皮肤病、风湿类疾病、口腔疾病、精神心理疾病、妇科疾病和男科疾病等，分别从疾病常识、病因、症状表现、诊断与鉴别诊断、治疗和预防保健等方面，进行全方位的解读；写作形式上采用老百姓最喜欢的问答形式，活泼轻松，直击老百姓最关心的健康问题，全面关注患者的需求和疑问；既适用于患者及其家属全面了解疾病，也可供医务工作者向患者介绍病情和相关防治措施。

　　本丛书的编者队伍专业权威，主编都长期活跃在临床一线，其中不乏学科带头人等重量级名家担任主编，七位医学院士及专家（钟南山、陈灏珠、郭应禄、王陇德、葛均波、陆林、张雁灵）担任丛书的学术顾问，确保丛书内容的权威性、专业性和前沿性。本丛书的出版不仅是全体患者的福音，更是推动健康教育事业的有力举措。

　　本丛书立足于对疾病和健康知识的宣传、普及和推广工作，目的是使老百姓全面了解和掌握预防疾病、科学生活的相关知识和技能，希望丛书的出版对于提升全民健康素养，有效防治疾病，起到积极的推动作用。

中国医药科技出版社

2020年6月

前言

痤疮，俗称"青春痘""痘痘"，中医又称"粉刺"，是好发于青春期男女的损容性皮肤病，发病率高达70%~87%。痤疮皮损多发生在暴露部位，且反复发作、易留下永久性瘢痕，因此对患者的心理和社会交往等方面都会产生不同程度的影响。痤疮临床易于诊断，早期干预不仅能尽快恢复健康，还能有效避免瘢痕等严重皮肤损害发生，因此树立科学、规范的痤疮防治观念尤为重要。

本书由上海中医药大学附属岳阳中西医结合医院李斌教授和上海交通大学附属仁济医院鞠强教授共同领衔主编；并联合各大医学院校附属医院有丰富痤疮诊疗经验的中西医专家组成编委编撰本书。本书共分为痤疮的常识、病因、症状及诊断、治疗和预防保健共5个篇章。各章节内容均紧密贴合痤疮最新临床、科学研究进展，以科学、严谨、通俗的方式阐述痤疮诊治、防控中的关键、焦点问题。本书不仅可为广大痤疮患者解决痤疮诊治过程中的疑惑，也可作为临床皮肤、美容、中医专业医师、护士对痤疮患者进行宣教工作的参考书籍。

本书编写过程中难免有疏漏、不足之处，敬请读者批评、指正。

编者

2020年5月

目录

常识篇

病因篇

症状及诊断篇

治疗篇

西医治疗

中医治疗

美容治疗

预防保健篇

常识篇

◆ 什么是痤疮?
◆ 为什么会患痤疮?
◆ 痤疮是怎么形成的?
◆ 痤疮会遗传吗?
◆ 哪些年龄人群易患痤疮?
◆ ……

什么是痤疮？

"痤疮"是临床十分常见的一种皮肤病，发病率高达70%~87%。好发于青春期人群，所以被誉为"青春痘"，中医又称"粉刺"。痤疮是一种毛囊皮脂腺单位的多因素、慢性、炎症性疾病。

痤疮早期的特征表现为开放性或闭合性粉刺。开放性粉刺通常表现为皮损有扩张的毛囊开口，这一开口被脱落的角质蛋白所填充，继而脂质氧化而呈现出顶端有黑头，所以俗称"黑头粉刺"。闭合性粉刺皮损一般没有明显的毛囊开口，所以又叫"白头粉刺"。二者的发病均与毛囊口堵塞有关。随着痤疮的逐渐加重，皮损可表现为丘疹、脓疱、结节、囊肿，甚至出现聚合性痤疮或暴发性痤疮，严重者可产生瘢痕。

痤疮好发于面部，严重影响患者的"颜值"，尤其是对30~40岁年龄段女性痤疮患者影响最大。这部分患者非常注重别人对其容貌的评价，以致心理压力较大，甚至影响患者日常的工作和生活，还会影响患者求职、社交，部分患者因为"痘痘的烦恼"甚至可引发心理健康问题。

尽管痤疮对患者的容貌和身心健康带来影响，但是痤疮不是"不治之症"。痤疮的持续进展、反复发作或瘢痕的产生主要与未及时治疗或不科学治疗有关。特别是有些患者病急乱投医，盲目听信"网传""谣言"，最终却因此贻误治疗时机，甚至产生不可逆的损害。通过早期的预防和科学的治疗，"青春依在，痘不在"并非梦想。

为什么会患痤疮？

痤疮的发病是多因素导致的，包括内源性和外源性因素。内源性因素包括遗传、内分泌失调、生理周期、睡眠、神经精神因素等；外源性因素与痤疮患者的生活习惯密切相关，包括饮食、化妆品使用不当、药物、吸烟、职业及环境污染等。这些内源性和外源性因素往往交织在一起，相互作用，导致痤疮的发生。

饮食是痤疮发病最重要的外源性因素之一，其中牛奶和奶制品、高糖食物、油炸食物与痤疮发病密切相关。当下中国饮食结构多样，"洋快餐"、油炸、辛辣食物及甜品等以其快速、便捷、可口的美味而令患者难挡诱惑。

化妆品导致的痤疮主要与化妆品含有不纯的凡士林、卤素等化学物质及选用或使用化妆品不当有关，有痤疮病史者更易发生化妆品痤疮。随着我国对化妆品不良反应监管的重视，加之化妆品生产技术的提高，化妆品导致的痤疮发病率逐渐下降，但网购化妆品时还需仔细甄别。在化妆品选购时也需注意选择适合自身肤质和季节的剂型。

药物导致的痤疮主要与糖皮质激素、孕激素、碘剂、锂盐等药物的应用有关，一般停药后可恢复。吸烟主要和青春期后痤疮的发病有关，可能与尼古丁激活非神经元乙酰胆碱受体，导致毛囊口角化有关。职业相关的痤疮主要与煤焦油、二噁英的接触有关，在相关职业工作室需加强劳动防护。环境污染主要与雾霾、农业用激素有关。因此，预防痤疮的发生不仅需要"管住嘴"，还需我们加强自身防护及环境保护。

痤疮是如何形成的？

痤疮的形成主要有与体内雄性激素水平增加、皮脂分泌过多、毛囊皮脂腺开口处角化、痤疮丙酸杆菌增殖及炎症和免疫有关。

痤疮形成的第一步是微粉刺的形成。正常情况下，角质细胞脱落到毛囊内腔，进而通过毛孔排除。青春期后体内由于雄激素水平的升高，促使皮脂腺分泌皮脂增加，也就是皮肤出油增多。与此同时，皮肤排油的主要通道——毛孔却被过度角化的毛囊皮脂腺导管堵塞，这种毛孔堵塞使得体内分泌的皮脂不能通畅地从皮脂腺开口排出，同时细胞间的黏着性增加、细胞增殖，使得皮脂淤积在毛囊漏斗下部，继而形成微粉刺。皮肤出油越多，痤疮丙酸杆菌、卵圆形糠秕孢子菌等的繁殖越多，这些菌类产生的游离脂肪酸不断刺激毛囊皮脂腺导管使其过度角化，从而使得皮脂分泌通道阻塞越来越严重。

随着微粉刺增大，皮脂腺小叶逐渐退化，由于皮肤表面的开口非常狭窄，脱落的角质形成细胞和皮脂在开口处聚集，起初是松散的，此后随着内容物增多而变得紧实，形成漩涡状的板层凝固物。当粉刺内部压力增大时，粉刺壁破裂，挤出免疫原性的角蛋白和皮脂等进入真皮，导致炎症加重，产生痤疮。

痤疮的炎症在痤疮皮损形成的早期就已出现。上述炎症不仅是粉刺破裂的结果，痤疮丙酸杆菌产生的低分子多肽可趋化中性粒细胞，后者产生的水解酶也可促使粉刺破裂。因此，炎症的反应类型决定临床皮损。如果是中性粒细胞占优势则形成脓疱，如果是T辅助淋巴细胞、异物巨细胞、中性粒细胞聚集则导致炎症性丘疹、结节和囊肿。

痤疮会遗传吗？

痤疮的发生发展与血液及局部组织中雄激素水平、雄激素受体、雄激素合成及代谢等多个环节中所涉及的酶的变化等多方面密切相关，其变化又受相关基因的调控，是一种多基因遗传性疾病。重度痤疮与遗传密切相关，家族遗传因素在决定痤疮易感性方面起到重要作用。

关于痤疮的遗传基因，目前已发现CYP11α、CYP1A1、CYP17A1基因、雄激素受体基因、肿瘤坏死因子α（tumor necrosis factor-α，TNF-α）等基因与痤疮的发病有相关性。这些研究都为今后预测痤疮的发病风险和选择基因药物治疗的靶位点奠定基础。

通过对大量的家系、双生子调查研究发现，遗传因素是构成痤疮发病的重要因素之一，遗传因素在导致痤疮发病因素中占81%。在一项对双生子家系的调查研究发现，患痤疮双生子中，47%的家族中有痤疮病史，而无痤疮双生子的家族中仅有15%患有痤疮；研究还发现同卵双生子痤疮患者之间皮脂分泌率无明显差异，而异卵双生子痤疮患者之间的皮脂分泌率及痤疮严重程度均有差别。因此，如果父母有痤疮病史，则孩子罹患痤疮的风险会增加，这与皮脂分泌受遗传因素控制有关。

临床诊疗中，许多医师发现痤疮具有一定的家族聚集性。根据对汉族青年痤疮患者的调查，发现有家族痤疮病史者发病时间明显早于无痤疮病家族史者，有痤疮家族史者治疗后复发率及罹患中重度痤疮的比率明显高于无家族史者，其中母亲是否有痤疮病史是预测其子女是否患痤疮及严重程度的最重要因素。所以，如果母亲有痤疮病史，则孩子罹患痤疮的时间可能会比同龄孩子更早，病情更重。

哪些年龄人群易患痤疮？

痤疮的别名"青春痘"可不是徒有虚名的。虽然各年龄段人群均可发生痤疮，但据调查，11~30岁的人群中约70%的人曾患过此病，约有12%女性和3%男性，痤疮会持续到44岁。尽管如此，它并不是青春期的"专利"，青春期发育前的儿童也可发生，包括新生儿、婴儿、学龄前儿童（1~7岁），统称为儿童期痤疮。青春期前痤疮（8~10岁），痤疮可以在阴毛、乳晕或睾丸发育之前出现。青春期前痤疮可以预测青春期痤疮的严重程度。研究发现，青春期患严重痤疮的女性患者在月经初潮的3年前即可出现大量粉刺，皮脂分泌率增高。进入青春期后皮损增多，炎症加重，多形成重度寻常痤疮。

近年来研究发现，痤疮平均发病年龄逐年上升，从1984年的20.5岁上升到1994年的26.5岁。年龄在25岁以上的痤疮被称为青春期后痤疮，好发于25~44岁的女性，45岁以后发病率显著下降。青春期后痤疮按照起病年龄分为持续型青春期后痤疮与迟发型青春期后痤疮。持续型青春期后痤疮从青春期开始发病持续到25岁以后，此类型约占青春期后痤疮的82%。迟发型青春期后痤疮根据发病部位可分为颌部痤疮和散发痤疮，前者好发于女性口周和下颌部；后者多发于中老年人，表现为急性重度痤疮，其中60岁以上患者的皮损相比于面部更好发于躯干部，此类型可能与系统性疾病相关，因此治疗更加复杂。

痤疮患病与性别有关吗？

男性和女性都会产生痤疮。一般而言，新生儿受从母体继承的以雄激素为主的性激素的影响，皮脂腺功能活跃，皮脂排出多，可发生新生儿痤疮，多见于男婴。青春期痤疮男女比例相似；25岁以上发病的青春期后痤疮，女性更加多见。

雄激素受体理论认为，受体敏感性的增加或分布的改变可能对痤疮的发病有重要影响，即使机体血清雄激素水平不高，只要受体敏感性增加也会导致痤疮的发病，这或许可以解释临床症状和实验室结果不成正比的现象。雄激素受体基因位于X染色体长臂（Xq11-q12），含有8个外显子，编码910个氨基酸长度的蛋白质。在第一个外显子中，存在两种主要的基因多态性，表现为CAG和GGN三核苷酸重复长度多态性，并在不同种族之间存在差异，其重复次数影响雄激素受体蛋白的活性结构域，从而影响对雄激素的敏感性。

研究发现CAG的重复次数越少，受体对雄激素的敏感性就越高，更容易产生性早熟和高雄激素血症。通过对比男性和女性的CAG、GGN重复次数发现，雄激素受体基因中的CAG重复次数和男性痤疮患病之间存在明显关联，但在女性痤疮患者中不存在这一关联，当（CAG）n重复片段<22时，患囊肿型痤疮的风险增大。

如何判定肌肤是油性还是干性？

健康的面部皮肤特点应该是光滑、细腻，并富有弹性的。皮肤皮脂主要由皮脂腺分泌，皮脂腺通过全浆分泌产生皮脂，随即皮脂腺细胞在迁徙到腺腔中部的过程中自身分解，释放皮脂。皮脂一旦产生出来，就被分泌到毛囊的漏斗部。

皮肤油性、干性、中性、混合性的判断标准不一，既有主观的判断，例如面部清洁后紧绷感维持时间；也有客观标准，例如用各种仪器测量皮脂分泌值。一般中性皮肤角质层含水量正常（10%~20%），皮脂分泌适中，皮肤紧致、有弹性，表面光滑润泽、细腻，是标准的健康皮肤。干性皮肤角质层水分含量低于10%，皮脂分泌少于每3小时0.5mg/10cm²，皮肤干燥、脱屑、肤色晦暗无光泽，易出现细小皱纹、色素沉着。油性皮肤角质层含水量正常或降低，皮脂分泌旺盛，皮脂分泌每3小时产生1.5mg~4.0mg/10cm²，皮肤表面油腻有光泽，毛孔粗大，易发生痤疮或毛囊炎。混合性皮肤，一般是指面部T区为油性皮肤，两颊为干性或中性皮肤。

皮脂分泌主要受雄激素，尤其是5-α双氢睾酮调控，其分泌量在青春期增加，是痤疮发病的关键因素。从青春期前开始，无论男性还是女性皮脂腺的分泌均逐渐增加。12岁以前，男女前额皮脂量无差异；13岁以后，男性前额的皮脂量明显高于女性，16~20岁达到高峰，以后保持在该水平；女性在40岁、男性在50岁后皮脂腺分泌开始减少；女性绝经后，男性60~70岁间，皮脂分泌开始下降。在各年龄组中，男性比女性皮脂分泌多。

皮脂腺的"质"和"量"都会影响痤疮的发生，皮脂腺的成分比例变化与痤疮发病高度相关，通过改变皮脂腺分泌的某一种成分，例如通过还原性物质减少鲨烯被氧化，可以起到抑制痤疮进一步发展的作用，这可能也是未来治疗痤疮新的干预手段。

痤疮患者的皮肤屏障正常吗？

皮肤屏障可通过皮肤无创性检测技术反映皮肤状况的一系列皮肤生理参数，目前通常采用经表皮失水率（transepidermal water loss，TEWL）、表皮含水量和皮脂分泌量等反映皮肤屏障功能的变化。与正常人群相比，痤疮患者的皮肤屏障受到一定程度破坏，表现为：表皮失水率增加，表皮含水量下降以及皮脂分泌量增加。临床上常表现为：皮肤干燥、缺水、油腻、敏感性增加。此外，部分痤疮外用和内服治疗药物（维A酸类、过氧化苯甲酰等）存在红斑、脱屑、肿胀、干燥等皮肤刺激反应，进一步诱导皮肤屏障功能破坏，导致皮肤敏感性增加。

如上所述，痤疮患者皮肤屏障功能常被破坏，外用皮肤屏障修复剂能显著改善痤疮患者的皮肤屏障功能，对增加痤疮治疗的依从性和有效性以及预防痤疮的产生均有利。因此，外用皮肤屏障修复剂对提高痤疮治疗疗效及改善预后至关重要。

痤疮发病和饮食有关系吗？

民以食为天，饮食是人类赖以生存的根本。饮食与痤疮之间的关系历来存在争议。中医认为痤疮发病的主要原因是过食肥甘厚腻而致湿热蕴蒸颜面所致。现代研究证实痤疮的发病与摄入过多碳水化合物、牛奶及奶制品、抗氧化剂、碘、巧克力等有关；而 Ω_3 脂肪酸，维生素 A、E 和锌则有益于痤疮好转。

碳水化合物是维持生命活动的主要营养元素，国外有学者对少有患痤疮的人群（巴布亚新几内亚 Kitavan 岛民和巴拉圭原始部落狩猎者）进行流行病学研究，发现他们日常饮食中低血糖负荷碳水化合物占了很大比例，且很少食用牛奶及乳制品；由此认为典型的西方饮食高血糖负荷碳水化合物会加重痤疮的程度。在这篇文献报道后，皮肤学家和营养学家开始应用血糖负荷为观测指标，对碳水化合物与痤疮的关系进行了一系列的研究。牛奶与痤疮的发生发展关系也是近年研究热点。通过大量研究发现，痤疮的严重程度与摄入的牛奶量呈正比，特别是脱脂牛奶。随后，更多皮肤学家开始重视牛奶与痤疮的发病关系。

上述大部分研究多基于典型西方饮食习惯来进行，具有局限性，不能揭示中国饮食习惯中辛辣、高盐等食物类型对于痤疮的影响，需要更多有力的研究证据来解决这一问题，以便痤疮患者科学地饮食。

痤疮发病和微生物有关吗？

人体皮肤表面有大量的微生物，研究显示，每平方米皮肤可达 1×10^{11}

个微生物，常见的有金黄色葡萄球菌、痤疮丙酸杆菌、糠秕孢子菌、极小棒状杆菌等菌群，其组成受年龄、躯体部位、性别等因素的影响。这些微生物之间相互影响、制约，与人体免疫系统共同构建天然的防御屏障。

微生物是否致病与多种因素有关。正常的菌群可通过与病原微生物的生态学竞争，水解皮脂中的脂质产生脂肪酸，进而杀伤细菌，保护皮肤免受感染。皮肤油脂分泌旺盛部位（前额等）的菌群以短棒菌属为主，但如果皮脂分泌过多，就会导致更多的痤疮丙酸杆菌增殖，从而诱发炎症，导致痤疮的发生。

蠕形螨是一类永久性寄生螨，螨体细长呈虫状，半透明，常寄生于皮脂腺分泌旺盛的皮肤组织，如脸颊、鼻唇沟及皮脂腺漏斗处的角质层或碎片中，常见的以毛囊蠕形螨为主。成熟的螨虫个体一般可以体外存活5~10天，对外界抵抗力较强，蠕形螨可通过直接或间接接触传播，因此集体生活者混用脸盆、毛巾等极易造成交叉感染。

蠕形螨虫体的分泌物、排泄物、几丁质外壳等阻塞皮肤毛囊和皮脂腺，使其结构破坏，从而引起痤疮、毛囊炎、酒渣鼻等皮肤病。研究显示，国外人群蠕形螨感染率为27%~100%，我国人群感染率为0.8%~97.8%，平均为31.5%。蠕形螨感染者痤疮发病率高于未感染者，因此蠕形螨感染与痤疮发病关系密切。

大多数蠕形螨感染是无症状带虫者，因为蠕形螨感染具有条件致病性。蠕形螨感染的数量和虫种不是影响蠕形螨感染者症状有无与轻重的唯一因素，蠕形螨引发的皮肤病发生与否、症状轻重均与皮肤菌群紊乱失衡和自身免疫密切相关，症状越重，皮肤微生态失衡的程度也就越重，蠕形螨致病与皮肤微生态失调有互为因果的关系。

内分泌系统失调会导致痤疮吗？

痤疮的发生、发展与血液及局部组织中各种激素水平、激素受体及激素代谢多个环节的变化等有关，这些环节或单一，或协同地发挥着作用。

（1）性激素　性激素水平异常是导致痤疮发病的重要因素，与痤疮的严重程度密切相关。相对于轻、中度痤疮患者，男性重度痤疮患者血浆游离睾酮和二氢睾酮增加，且血清硫酸脱氢表雄酮（dehydroepiandrosterone sulfate，DHEAS）、总睾酮及游离睾酮是预测重度痤疮的指标。反之，雌激素对痤疮有治疗作用，大量研究显示，痤疮患者的血清雌激素水平低于正常人群，且不同年龄雌二醇水平不同，25岁以下痤疮患者雌二醇水平明显低于25岁以上正常人群。这是由于青春期卵巢功能发育不够完善，雌二醇分泌相对较少引起，随着年龄增大，痤疮便好转或自愈。孕激素可能增加了皮脂分泌和刺激角质细胞增殖，因此会使痤疮加重。

（2）胰岛素　胰岛素样生长因子（insulin like growth factor，IGF）是一种生长激素依赖性多肽，与胰岛素同源。研究发现，胰岛素的敏感性和性激素结合蛋白有直接相关性，胰岛素敏感性降低使游离雄激素水平升高。通过干预措施，降低空腹和餐后胰岛素水平和IGF-1浓度可以抑制皮脂腺和角质形成细胞增殖从而使痤疮减轻。青春期IGF-1水平上升是由于生长激素分泌增加引起，并且和痤疮的严重程度和临床转归密切相关。另外，与体内雄激素水平相比，痤疮的严重程度与血清生长激素水平的关系更密切。

（3）甲状腺素　虽然目前国内外关于甲状腺素水平与痤疮相关性的研究报道甚少，但已有研究发现，痤疮患者体内的甲状腺素水平显著高于正常对照组，甲状腺素能使毛发从休止期进入生长期，并可加速毛发生长；已证实甲状腺素可以增加脂质的合成并刺激皮脂腺细胞增强其活性，但其机制尚不明确，有待进一步研究。

（4）类固醇激素　众所周知，虽然类固醇激素有免疫抑制或抗炎的作用，但是长期局部或全身使用糖皮质激素会促进痤疮的暴发。体外研究表明，氢化可的松可促进腺细胞增殖，且具有剂量依赖性，皮质醇激素对皮脂腺细胞的分化是必不可少的。皮肤组织中有促肾上腺皮质激素释放激素和促肾上腺皮质激素释放激素受体基因。研究结果发现促肾上腺皮质激素在痤疮皮损处皮脂腺细胞的所有分化阶段都高度表达，但是在非皮损和正常皮肤的表达取决于皮脂腺细胞的分化水平，促肾上腺皮质激素可促进皮脂腺细胞生成，增加 3β–羟脱氢酶 mRNA 表达，这种酶可使脱氢表酮转变成脱氢表雄酮（DHEA），因此推测在痤疮发病中促肾上腺皮质激素可能和免疫炎症因子相互作用从而引起炎症介质释放。

痤疮的发病与机体免疫功能有关吗？

痤疮患者对痤疮丙酸杆菌及其代谢产物更容易产生炎症反应，其机制涉及天然免疫反应和获得性免疫反应。微生物入侵机体后，机体的天然免疫系统首先对其进行识别并加以清除。天然免疫被认为是抵御微生物侵袭的第一道防线。寄生于毛囊内的痤疮丙酸杆菌，可被免疫细胞的天然免疫模式识别受体，通过启动天然免疫应答进而启动适应性免疫应答，诱导痤疮的炎症过程。

痤疮丙酸杆菌的定植与侵袭在痤疮炎症的发生、发展中具有至关重要的地位。痤疮丙酸杆菌在毛囊内定植及侵袭后，机体的免疫细胞（如角质形成细胞、单核细胞等）可能通过其模式识别受体（Toll样受体、核苷酸结合寡聚化结构域等）对痤疮丙酸杆菌表面相应的病原相关分子模式识别，然后通过激活多种信号途径诱导一系列天然及获得性免疫应答来抵抗其入侵。通过释放多种促炎因子〔白介素–1（interleukin–1，IL–1）、IL–8、TNF–α 等〕、抗微生物肽，招募各种免疫细胞（中性粒细胞、淋巴细胞、巨噬细胞等）聚集于入侵的局部，杀灭致病性的痤疮丙酸杆菌，导致受累毛囊发生炎症。机体对痤疮丙酸杆菌的免疫应答过强，被认为是重度痤疮发生的重要因素之一。

痤疮有哪些类型？

痤疮好发于15~30岁的青年男女，皮损好发于皮脂腺分布密集的部位，包括面部、胸部、上背部及上臂部。可表现为粉刺、丘疹、脓疱或结节。多为对称发生，常伴有皮脂溢出。

痤疮的各种类型皮损均是毛囊不同深度炎症及其他继发性反应造成的。炎症性皮损开始于粉刺的形成，进而扩大成丘疹、脓疱、结节等不同严重程度的皮损。重度痤疮患者在炎症后期可出现瘢痕。一般无明显自觉症状，炎症明显时可有疼痛。

除了上述寻常型痤疮外，尚有许多特殊类型的痤疮，如暴发性痤疮、聚合性痤疮、高雄激素性痤疮、药物性痤疮、化妆品痤疮、职业性痤疮等，还伴有相关系统症状。

痤疮能不治而自愈吗？

痤疮的发病主要与雄激素分泌旺盛、皮脂腺分泌过多、痤疮丙酸杆菌增殖、毛囊皮脂腺开口角化过度、炎症反应和免疫有关。随着年龄的增长，在青春期后皮脂腺的分泌水平呈逐渐下降趋势，因此青春期后罹患痤疮的风险较之青春期要低，也就意味着部分患者确实会"不治而愈"。但是，在痤疮的发病过程中并非单一因素致病，其发病还受其他因素，例如，内分泌系统（IGF、甲状腺素、糖皮质激素等）、性别、年龄、遗传、饮食、化妆品、药物等诸多因素影响，容易反复发作。这些因素部分不可控、部分可控，各因素之间相互作用导致痤疮发病。

就遗传相关因素来说，有的人天生丽质，几乎不长痤疮，而有的人却反复生痤疮，例如：有痤疮家族史的人群其罹患痤疮的风险更高并且发病年龄要早于无痤疮家族史的人群；男性相较于女性，在雄激素受体基因片段方面与罹患痤疮有明显关联；不同年龄阶段，其内分泌、皮脂腺分泌水平均有差异。因此，对于和遗传相关因素相关的痤疮患者来说，想要不治而愈，更有效的方法是避免或阻断其他非遗传的相关因素来预防痤疮的发病。

对于由于饮食、化妆品使用不当等日常生活所致痤疮发病加重的，一般通过饮食控制可以在一定程度上避免痤疮的发生或进展，例如，采用低糖饮食、禁食牛奶及奶制品、采用科学的皮肤清洁保养方式等，可在痤疮的相关发病环节起到预防作用。而对于由于药物所致的痤疮，一般停用相关药物后，痤疮多数可自然消退。

总而言之，越来越多的研究阐述痤疮发病的相关因素，这对于我们在预防和治疗痤疮方面起到了很好的指导作用。虽然随着年龄增加或者诱发因素的去除，痤疮是可以自愈的，但这也不意味着罹患痤疮就不用治疗。如果任其发展，一旦发展为重度痤疮或产生萎缩性、增生性瘢痕，后期的治疗将承担更多的医疗风险及经济负担，反而得不偿失导致终身遗憾，因此痤疮还需科学治疗、早期预防。

痤疮能根治吗？

痤疮在临床上病程慢性、反复发作，这不仅影响人们的容貌，还严重影响人们的求职、社交和心理健康。如何做到一劳永逸地"根治"痤疮不仅是患者最为期待的目标，也是广大临床医生关注的热点。

痤疮主要发生于青年人的面部及胸背部，受多因素影响。已被证实饮食、化妆品、吸烟、电脑辐射、环境污染、精神因素与痤疮发病相关，而这些因素往往难以避免或控制，因此痤疮容易反复发作。2019年9月中国痤疮治疗专家组发布了《中国治疗痤疮指南（2019修订版）》，专门就患者教育部分做了详尽地阐述，这其中包括患者的饮食、日常生活、心理辅导、局部皮肤清洁和日常护理。此外，还有一部分患者，由于早期治疗采取了不正确的治疗手段，包括没有寻求皮肤科医师的治疗，不同的皮肤科医生采取的治疗方式差异比较大，还有部分患者由于各种原因未能遵从医嘱治疗，治疗剂量或疗程的不足，使得疗效受到影响而痤疮反复发作。因此，无论哪一级痤疮，选择合理的治疗方案并在症状改善后继续维持治疗都是很重要的。维持治疗可减轻症状并预防复发，提高患者的依从性，改善患者生活质量，是一种更为积极和主动的治疗选择，也被认为是痤疮系统和完整治疗的一部分。

痤疮临床表现多样，少数患者会遗留痤疮瘢痕，这是诸多患者最为烦恼的问题。近年来非药物的治疗技术发展给痤疮瘢痕治疗带来一定的突破，这其中包括点阵射频微针、剥脱性激光、非剥脱性激光、点阵激光和化学剥脱治疗等。这些治疗技术具有改善皮肤纹理和促进胶原重排等作用，即可单独使用，也可联合使用，以解决不同类型的痤疮瘢痕，这为痤疮患者带来了新的希望。

　　总之，痤疮的治疗目标是减少瘢痕、预防复发。依靠医生的治疗，只能治一部分"本"，而上述的诸多治疗方法与治疗方案还需患者积极配合，如此才可有效预防痤疮反复发作。

病因篇

- ◆ 吃甜腻食物会引发痤疮吗?
- ◆ 吃巧克力会引起痤疮吗?
- ◆ 喝牛奶和痤疮发病有关吗?
- ◆ 吃麻辣火锅会导致痤疮吗?
- ◆ 痤疮患者有糖代谢紊乱吗?
- ◆ ……

吃甜腻食物会引发痤疮吗？

甜腻食物包括高糖、高脂类食物，常见的高糖食物如红糖、白糖、面粉、甘蔗、地瓜、大枣、甜菜等；高脂食物则诸如猪和牛的肥肉、黄油、猪油、松子仁、酥油、冰淇淋及油炸食品等。这些食物可增加皮脂分泌，进而为痤疮丙酸杆菌增殖提供了丰富的物质基础，最终诱发或加重痤疮。血糖生成指数是反映不同碳水化合物对于餐后血糖影响的指标。血糖负荷是在血糖生成指数的基础上，将摄入的碳水化合物的质量和数量结合用来评价膳食中的血糖效应，较血糖生成指数更为准确。

（1）高血糖负荷影响IGF水平　一般来说痤疮患者较健康人群摄入的碳水化合物血糖负荷更高，中、重度痤疮患者饮食的血糖生成指数更高，尤其是巧克力、甜食这样的高血糖负荷碳水化合物与痤疮的发生有关。痤疮患者10周低血糖负荷碳水化合物和正常饮食对照，结果实验组痤疮皮损较对照组痤疮皮损有所改善，且经组织病理检查发现实验组皮损皮脂腺显著减小，皮肤中胆固醇调节元件结合蛋白、IL-8表达降低，说明低血糖负荷碳水化合物可以减轻痤疮的皮损程度。这可能与高糖负荷碳水化合物显著增加血液中胰岛素浓度有关，胰岛素的增加会引起IGF-1增加和IGF结合蛋白3降低，从而会减少转录因子FOXO1在细胞核的含量。痤疮发病机制中的重要因素，如雄激素受体激活、皮脂生成增加、炎症发生都与细胞核中FOXO1减少有关。

（2）低糖饮食可间接减少脂质合成　血糖生成指数还和皮脂合成有关，皮脂腺分泌的脂质量和脂质成分与痤疮的发生密切相关。皮脂腺合成脂质需要的能量来自脂肪酸和糖代谢的 β - 氧化，该过程需要内源性糖原来提供还原型辅酶Ⅱ，合成甘油三酯。低糖饮食也许改变皮脂腺内的糖原贮存，从而导致皮脂腺合成脂质受限。此外，也有学者认为低糖饮食可以减少睾酮生物学活性和DHEAS浓度，从而间接减少脂质合成。还有研究认为，低糖指数改变了单不饱和脂肪酸和饱和脂肪酸的比例，从而产生了保护性的抗痤疮机制。

（3）高脂饮食可影响皮脂成分及代谢　高脂饮食最直接的就是容易导

致体重增加，多项调查研究发现痤疮患者体重普遍较未患有痤疮的人重，且BMI指数与痤疮的严重程度呈正相关，尤其在男性患者中这一现象更明显，研究者认为，这可能和青春期出现胰岛素抵抗有关。此外，研究发现，居住在南非农村的居民与其移居到城市里的后代相比，由于饮食结构的变化，其痤疮的发病率也明显降低。长期进食动物油、高脂食物（多为饱和脂肪酸及胆固醇），导致机体缺乏必需脂肪酸，必需脂肪酸能维持细胞完整，保持皮脂膜正常物理量特性及细胞的正常代谢。必需脂肪酸缺乏使皮肤角质层皮脂膜脂质中脂肪酸成分发生变化，特别是亚油酸浓度降低，引起皮脂膜结构不完整，使得皮肤屏障功能降低，引起TEWL增加，同时引起表皮高度角化，从而导致痤疮的发生。

人类皮脂主要由甘油三酯（40%~60%）、甘油酯（19%~26%）、鲨烯（11%~15%）和少部分胆固醇和胆固醇酯构成。其中甘油三酯在痤疮丙酸杆菌的作用下释放游离脂肪酸被认为是痤疮发生的重要原因之一。近年研究发现，游离脂肪酸中的单不饱和脂肪酸具有通过调节钙通道刺激毛囊角化和诱导痤疮发生的作用，而不是饱和脂肪酸，并且发现二者比例的变化明显痤疮临床症状改善相关。单不饱和脂肪酸主要由棕榈酸在 Δ^6–脱氢酶作用下产生的十六碳烯酸构成，Δ^6–脱氢酶及其作用下产生的十六碳烯酸在皮脂腺的合成中起到了重要的作用。动物模型研究发现脱氢酶基因被敲除后，鼠皮脂腺会出现萎缩。

因此，甜腻食物容易诱发痤疮，低糖、低脂的饮食结构可有助于改善痤疮，并减少罹患痤疮及其他代谢相关疾病的风险。痤疮患者还是远离"甜腻"为好。

吃巧克力会引起痤疮吗？

巧克力与痤疮的关系多有争议，近年来学者认为巧克力中的糖分可能通过甜食诱导途径参与了痤疮的发病，巧克力本身成分并没有导致痤疮作用。因此有国外学者重新设计了研究方案，通过评估分别摄入相同血糖负荷的非巧克力糖果后痤疮病情的变化。研究为单盲随机交叉研究，通过给实验组和对照组相同血糖负荷量的牛奶巧克力和软糖，4周后再交叉观察痤疮皮损差异，研究结果显示与软糖组相比，食用巧克力组痤疮皮损增加。其原因是巧克力里的类黄酮能调节细胞因子的产生，导致人血单核细胞释放更多的促炎细胞因子、IL-1β和TNF-α，并刺激痤疮丙酸杆菌增殖。至于黑巧克力或含有特定成分（类黄酮）的巧克力使用后是否能证实巧克力与痤疮发病之间的关联还有待于进一步研究。

喝牛奶和痤疮发病有关吗？

牛奶被誉为"白色血液"，是青少年生长发育阶段日常饮品之一，但不少青少年随着牛奶摄入量增加，脸上的痤疮也跟着茁壮成长起来。

首先，牛奶中的主要蛋白质组分为酪蛋白（80%），其余为乳清蛋白。其中，乳清蛋白是肠抑胃肽的诱导剂，后者可刺激胰岛素的分泌，因此乳清蛋白是促胰岛素分泌的主要组分，而酪蛋白具有较强的促IGF-1分泌作用。相比其他来源的蛋白质如肉类而言，牛奶和其他乳制品更能刺激IGF-1分泌。同时牛奶本身含有活性的IGF-1和IGF-2，即使当牛奶巴氏杀菌及均质化后仍可检测出高水平的IGF-1。而这种因子又会激活雄激素、刺激皮脂腺分泌和毛囊皮脂腺开口角化。日积月累，皮肤油脂不断增加，但排油的毛孔却被堵塞，一个个痤疮就这样冒出来了。

其次，近年来研究发现牛奶中含有许多激素，如雌激素、孕激素，及许多活性雄激素前体，如DHEA、雄烯二酮及双氢睾酮等，其中一些激素可能与痤疮的发生有关。

再有，研究发现脱脂牛奶的摄入量和痤疮显著相关。因此推测导致痤疮发生的不是牛奶中亲脂性雄激素类固醇的作用，更可能是牛奶中亲水性蛋白组分增加胰岛素、IGF-1的信号转导，从而加重痤疮。

因此，想打造丝滑的"牛奶肌"，不仅是牛奶，包括奶制品都要禁食或慎食。

吃麻辣火锅会导致痤疮吗？

辛辣的饮食是否会导致痤疮发病或加重，是医生和患者都比较关注的问题。目前辛辣食物与痤疮的关系仍缺乏有力的相关证据。

国内的学者采用病例对照研究方法，筛选痤疮发病的主要致病因素，结果显示进食辛辣食物、高脂食物次数增多是痤疮发生的主要致病因素。而另一项对青少年皮脂溢出相关疾病的致病因素调查也显示喜食辛辣食物等对皮脂溢出相关疾病的临床进程确实有重要影响。

辛辣饮食与痤疮发生的关系可能与辛辣食物刺激皮肤毛细血管、微小血管及毛囊皮脂腺，促使皮脂腺分泌皮脂，或高脂饮食与皮肤屏障皮脂膜结构破坏有关，因此，尽管目前尚未有辛辣饮食和痤疮发病关系的循证依据，但至少减少辛辣饮食，可在一定范围内减少痤疮发病的风险。

痤疮患者有糖代谢紊乱吗？

机体糖代谢受神经系统、激素及组织器官的共同调节，其中任一环节异常都可能导致糖代谢紊乱。糖代谢紊乱表现的临床常见疾病如1型糖尿病、2型糖尿病等。一部分糖代谢障碍的患者可能更容易发生痤疮，这主要是由胰岛素抵抗引起的。胰岛素抵抗是指脂肪细胞、肌肉细胞、肝细胞对正常浓度的胰岛素产生反应不足的现象，这些细胞需要更高的胰岛素浓度才能对胰岛素产生反应，从而出现代偿性高胰岛素血症。对胰岛素抵抗的评价方法除了"金标准"的正常血糖高胰岛素钳夹试验和最小模型法结合多样本静脉葡萄糖糖耐量试验外，还包括空腹血糖、空腹胰岛素、稳态胰岛素评价指数、口服葡萄糖耐量试验同时测定胰岛素释放曲线、定量胰岛素敏感性检测指数、持续输注葡萄糖模型分析、胰岛素耐量试验、胰岛素抑制试验、体质指数、腰围、腰臀比等方法。

近年来研究发现，胰岛素抵抗及其诱导的胰岛素和IGF-1水平异常与痤疮发病密切相关，胰岛素与IGF-1通过间接刺激雄激素分泌、直接诱导角质形成细胞增殖和皮脂腺细胞脂质分泌以及炎症过程参与痤疮发生。尤其是潜在胰岛素代谢变化导致的血液循环中，胰岛素和IGF-1水平的升高是产生痤疮的重要内源性因素。痤疮与血清胰岛素、IGF-1水平密切相关。青春期部分青少年胰岛素的敏感性出现暂时性下降，伴随胰岛素水平一定程度的升高，此时出现了"生理性胰岛素抵抗"。与此同时，生长激素分泌的增加也促进肝脏分泌合成IGF-1，伴随着性激素结合蛋白和胰岛素生长因子结合蛋白-1水平的下降。在青春后期，胰岛素和IGF-1水平达到顶峰，于25岁以后逐渐下降，此时大部分痤疮缓解，但血清雄激素水平并未出现显著下降。胰岛素及IGF-1水平的变化与寻常痤疮发生及缓解的曲线高度一致。

有研究发现，15~26岁男性重度痤疮患者的空腹血糖、空腹胰岛素水平和稳态胰岛素评价指数比健康对照组高。青春期后痤疮患者面部平均油脂分泌率、血清双氢睾酮、脱氢表雄酮硫酸盐水平与IGF-1水平呈正相关。对于25岁以上的青春期后痤疮患者，如对常规抗痤疮治疗耐受或伴有其他雄激素增多症表现者，应考虑可能存在病理性的胰岛素抵抗。目前研究已证实，IGF-1具有促进肾上腺与性腺合成雄激素，影响雄激素受体的信号转导，刺激表皮、真皮及皮脂腺细胞增殖，促进脂质合成及诱导炎症因子生成等作用，从而诱导痤疮发生。胰岛素也同样具有促进肾上腺及性腺合成雄激素的作用，并能够抑制肝脏雄激素结合蛋白生成，还能刺激肝脏分泌IGF-1。

此外，痤疮可以作为某些系统性疾病或综合征的重要特征，如多囊卵巢综合征（polycysticovary syndrome，PCOS）、高雄激素血症-胰岛素抵抗-黑棘皮病综合征（hyperandrogenism insulin resistance acanthosis nigricans syndrome，HAIR-AN综合征）等。

总之，痤疮并不是单纯的青春期疾病，也可能是胰岛素抵抗所致的综合征中的一种表现，重度痤疮可能与代谢综合征等有一定相关性。对于伴有胰岛素抵抗的痤疮表现者应遵循个性化治疗，可采取干预生活方式（控制体重、低糖饮食、戒烟）、胰岛素增敏剂（二甲双胍）、口服避孕药等治疗方法。

吸烟会导致痤疮吗？

香烟中含有2000多种化学物质，主要成分是尼古丁和多环芳香烃类化合物——苯并芘。痤疮与吸烟的关系复杂，由于研究的对象及方法不同，结论目前仍有争议。多数研究者认为两者呈正相关关系，吸烟所致的痤疮多表现为非典型青春期后痤疮。有调查发现：在青春期后痤疮（comedonal post-adolescent acne，CPAA）患者中，吸烟者痤疮发生率远高于不吸烟者，且每日吸烟数量与粉刺型青春期后痤疮严重程度有正相关性。其主要损害为微粉刺及巨粉刺，丘疹、脓疱等炎性损害较少见，国外将其命名为"吸烟者痤疮"。香烟中主要成分尼古丁可作用于皮肤角质形成细胞乙酰胆碱受体导致毛囊皮脂腺导管过度增殖及分化而诱发痤疮，香烟中的苯丙芘可以导致皮脂腺的异常分化。

此外，还有研究表明，与非吸烟者相比，长期慢性吸烟者容易表现出胰岛素抵抗、高胰岛素血症以及血脂异常，并且17α-黄体酮、雄烯二酮、DHEAS对促肾上腺皮质激素的反应也高于对照组。吸烟可抑制21-羟化酶引起肾上腺雄激素分泌增多，导致吸烟者和反常性痤疮患者的胰岛素抵抗和血脂异常。尽管吸烟在加重寻常痤疮的发病机制上存在争议，但其在反向性痤疮中的作用是明确的，而胰岛素抵抗也是反向性痤疮的高风险因素之一。吸烟所引起的胰岛素抵抗和高胰岛素血症可为痤疮的发生提供新的思路。

痤疮丙酸杆菌是什么？

痤疮丙酸杆菌是定植在人类皮肤毛囊皮脂腺单位中最主要的微生物，为短棒菌苗属的革兰阳性菌。该菌是一种不运动、厌氧、无芽孢的杆菌。正常状态下，痤疮丙酸杆菌可作为机会致病菌引起内源性感染，因此共用毛巾未必会导致痤疮的发生。

痤疮丙酸杆菌仅在100%饱和氧气环境中生长受到抑制，因此痤疮丙酸杆菌可存在于低氧的人体组织中，如毛囊皮脂腺单位内。不同年龄人群、不同部位间痤疮丙酸杆菌的分布和数量存在差异，一般头面部等皮脂腺丰富的部位分布最多，而躯干中部、下肢和上臂最少，在口腔、肠道和眼睛也有分布。

痤疮丙酸杆菌能产生以粪卟啉Ⅲ为主的内源性卟啉，由于卟啉在伍德灯下能发生砖红色荧光，因此伍德灯常被用来检测痤疮丙酸杆菌，荧光数量和强弱与痤疮丙酸杆菌数量有明显关系。

痤疮丙酸杆菌能诱导角质形成细胞、皮脂腺细胞和单核细胞表达，激活Toll样受体，加剧炎症反应。痤疮丙酸杆菌能够通过激活Toll样受体、NOD样受体、蛋白酶激活受体等诱导天然免疫反应，刺激巨噬细胞、角质形成细胞、皮脂腺细胞等释放炎症因子如IL-1、TNF-α、IL-8及IL-12等引起炎症反应，并释放β-防御素2、抗菌肽等加重炎症反应，还释放金属蛋白酶降解细胞外基质，导致皮肤组织破坏。同时研究还发现痤疮丙酸杆菌能诱导浆细胞产生IgG参与体液免疫；在细胞免疫方面，痤疮丙酸杆菌能诱导$CD^{4+}T$细胞增殖分化为Th17与Th17/Th1，促进以上两种Th辅助细胞的应答作用，分泌多种细胞因子，如IL-1、γ-干扰素（interferon-γ，IFN-γ）、IL-17α、IL-21等，共同参与炎症的发生发展。这些细胞因子又可促进其他细胞因子释放，因此，痤疮丙酸杆菌可以通过这些细胞因子建立一个正反馈环来维持、促进炎症过程。

痤疮丙酸杆菌可促进毛囊皮脂腺上皮角化及促进皮脂腺分泌。痤疮丙酸杆菌可通过激活IGF-1受体系统，促进角质形成细胞增殖和分化；可通过分泌IL-1，促进角质形成细胞分泌IL-1，促进角质形成细胞过度增殖导致毛囊角化过度，并进而促进微粉刺的形成。此外，痤疮丙酸杆菌还可增加SZ95皮脂腺细胞的活性，促进皮脂的分泌；将甘油三酯水解为游离脂肪酸，这些游离脂肪酸被氧化形成过氧化脂质激活角质形成细胞的脂氧合酶，使IL-6等炎症因子分泌增加，促发并加重炎症反应，形成生物膜，这种生物膜在体内具有较强的抵抗外界环境及抗生素的作用，并最终促进微粉刺的形成。

另外，最新的基因组分型研究还发现定植于痤疮患者健康人毛囊皮脂腺的痤疮丙酸杆菌的菌株存在差异。IA型痤疮丙酸杆菌定植在痤疮患者毛囊皮脂腺中并对抗生素具有一定耐药性，被认为是致病型痤疮丙酸杆菌。Ⅱ型和Ⅲ型痤疮丙酸杆菌主要定植在健康者毛囊皮脂腺内，因此被认为是共生型痤疮丙酸杆菌，并推测致病型（IA）与共生型（Ⅱ和Ⅲ）可能存在竞争关系，导致健康者与患者间毛囊皮脂腺内菌群的差异。B3亚型与痤疮的严重程度有关。

总之，痤疮丙酸杆菌在痤疮发病过程中的各个环节均起重要作用，随着医学研究的不断发展，痤疮丙酸杆菌基因功能的破解、痤疮丙酸杆菌生物膜致病耐药机制的不断完善将对深入认识痤疮丙酸杆菌的致病机制及开辟痤疮新的治疗领域起到很大的作用。

痤疮发病与真菌感染有关吗？

真菌是生物界中的一大类群，数目至少在150万种以上。但能引起人或动物感染的仅占极少部分，约100种。其中，与痤疮发病相关的主要有糠秕孢子菌。

在一项对青少年面部糠秕孢子菌与皮脂分泌关系的研究中发现，糠秕孢子菌多少与总皮脂及脂肪酸分泌速率成正相关，尤其是后者，在菌量多组、症状重组皆明显高于菌量少、症状轻组。这说明游离脂肪酸的分泌速率增快对痤疮及脂溢性皮炎的发病更具显著意义，这可能与游离脂肪酸可使毛囊及毛囊周围发生非特异性炎症反应，并在粉刺壁崩溃后进入真皮，一旦并发细菌感染更易产生丘疹、脓疱、结节等有关。因此，在痤疮治疗时既要考虑抗感染，也要尽量控制游离脂肪酸的分泌。

嗜脂性糠秕孢子菌属是人类及动物皮肤表面常驻菌群，几乎在所有成人皮肤上都可以培养出来。作为一种条件致病菌，根据其rRNA基因序列，糠秕孢子菌属的分类现已扩增至13个菌种，包括10个亲人性嗜脂菌种，可以引起糠秕孢子毛囊炎、花斑癣、特应性皮炎等皮肤病。日本研究者发现：

与健康志愿者相比较，痤疮患者皮肤上的糠秕孢子菌更多，提示球型糠秕孢子菌可能与痤疮发病相关。这主要因为球型糠秕孢子菌由于自身基因缺乏，生长依赖外部脂肪酸的供给，其本身具有的脂酶作用可能破坏毛囊壁，损伤周围组织，加重痤疮。另外，糠秕孢子菌可使角质形成细胞分泌更多 $IL-1\beta$、$IL-6$、$IL-8$、$TNF-\alpha$，并且使 $IL-10$ 分泌减少，从而加重炎症反应。

使用化妆品会导致痤疮吗？

化妆品除了我们熟知的彩妆类的化妆品，还包括清洁类、基础保养类等一大类日用化工业产品。合格的化妆品在安全性、稳定性、使用性及功效性方面均应达到相关标准。例如，在安全性方面，产品上市前需经过毒理学实验、卫生化学检验、微生物检验、人体安全性和功效性评价。通常情况下，化妆品皮肤不良反应很少对人体健康产生严重影响。使用化妆品是否会导致痤疮的产生，一方面与化妆品原料、配方和剂型有关，另一方面与使用者是否科学、合理地应用化妆品有关。

导致化妆品痤疮与配方有关的因素主要是凡士林质地不纯所导致的。为明确化妆品配方是否会导致痤疮产生，对化妆品可采用"人体致粉刺性试验"来鉴定。该试验采用人体封闭型斑贴试验方法，连续试验4周，同期进行阴性对照和白凡士林阳性对照，最后进行毛囊皮脂腺表面活检术，根据显微镜下找到的角栓大小及粉刺物来进行评分。如果试验结果评分同阳性对照物相等或低于阴性对照物，则说明该化妆品没有致粉刺性；如果评分高于阳性对照物，则说明该化妆品具有致粉刺性；如果介于上述两者之间，则说明化妆品可能具有致粉刺性。但由于该试验的受试者本身就能产生痤疮，所以即使使用标示"不致痤疮"的产品，也有可能产生痤疮。

痤疮患者由于皮脂腺分泌旺盛，其产生的皮脂和堆积的汗液、外界的灰尘及化妆品残留物构成了皮肤污垢，一般外来的灰尘等污垢属于亲水性无机污垢，容易被清洁干净。但如果使用的化妆品是质地黏腻的油剂、油包水、粉饼和粉剂、固体类等剂型的化妆品时，特别是影视专业化妆师常使用的油彩类化妆品，则更容易堆积形成污垢，使用水溶性的清洁类化妆品一般不易清洁干净，从而使得污垢清洁不彻底，进而导致痤疮产生或加重。这种化妆品导致的痤疮在发病前有明确的化妆品接触史，常见于使用膏霜类化妆品者，皮损局限于接触化妆品的部位，出现与毛孔一致的黑头粉刺、炎性丘疹及脓疱等，若原先已有寻常痤疮存在，则症状明显加重，停用化妆品后痤疮样皮损可明显改善或消退。

因此，痤疮患者在选用化妆品时，不仅要注意产品本身的配方、活性成分，还要注意不同季节、不同部位、不同人群、不同肌肤基础状态选用适宜的化妆品。必要的时候可以咨询皮肤科专业医生，科学护肤，才能让肌肤更健康。

痤疮患者皮肤为什么总出油？

痤疮患者由于皮脂腺分泌过多，特别是夏季，皮肤源源不断地出油，显得"油光满面"，这不仅影响美观和日常彩妆，还使得痤疮进一步加重，让许多患者烦恼不已。

从青春期前开始，无论男性还是女性，皮脂腺的分泌均逐渐增加。其中，12岁以前，男女前额皮脂量无差异；13岁以后，男性前额的皮脂量明显高于女性；16~20岁达到高峰，以后保持在该水平。女性在40岁、男性在50岁后皮脂腺分泌开始减少在各年龄组中，男性比女性皮脂多，黑人比白人皮脂多。

皮脂腺分泌的脂质包括脂肪酸、亚油酸、鲨烯酸，皮脂溢出过多导致皮脂腺功能异常，毛囊口角化，引起细菌的滞留和繁殖，进而产生局部炎症。痤疮患者皮肤表面脂质角鲨烯的含量比正常增加，特别是其氧化物能引起粉刺的形成。此外，研究发现痤疮患者粉刺中亚油酸水平明显低于正常人。亚油酸可维持表皮屏障功能，具有抑制中性粒细胞活性氧簇的产生和吞噬作用，当低浓度亚油酸通过皮脂腺导管时，刺激上皮角化，形成粉刺，进而导致毛囊导管闭阻，阻碍皮脂的外流，诱发痤疮。痤疮患者中往往棕榈酸甘油酯水平明显升高，棕榈酸甘油酯可减少中性粒细胞产生过氧化氢，通过氧化压力作用降低表皮屏障功能，引起毛囊壁渗透性增加，引入炎症介质。

皮脂分泌受到温度、睡眠、湿度、不同部位及营养状况、性激素水平的影响。当皮肤温度上升时皮脂量增多，皮温每上升1℃，皮脂分泌量上升10%。研究发现中国青年面部皮脂在夏季分泌旺盛，分泌的水平达最高，达到峰值的时间较快。每个季节人体夜间睡眠状态时的油脂分泌水平较白天清醒状态要低。在湿润的皮肤上，皮脂扩散速度为干燥皮肤的4倍。额部皮肤的皮脂腺排泄较躯干和四肢快。食入过多的糖和淀粉类食物使皮脂产量显著增加，当肥胖的成人吃低热量的食物时，其血液中DHEA和睾酮的水平会下降，因此饮食变化会影响皮脂腺的功能。此外，烟酸缺乏症患者蜡酯量减少，而鲨烯、胆固醇含量增加，这些变化在饥饿的患者中也有，即使补充了维生素B_3后亦不恢复。

因此，痤疮患者皮肤"出油"的关键因素在于皮脂腺，而"除油"的关键在于抑制与其分泌有关的各个环节，方能达到皮肤"水油平衡"！

为什么小宝宝也会长痤疮？

大约有20%的健康新生儿会在头面部出现痤疮样皮疹，由于好发于出生后2周左右的新生儿，故被称为新生儿痤疮。皮损好发于面部，以颊部和额部最常见，也可侵犯背后和腹股沟。皮损表现为少量的闭合性粉刺，偶尔可见开放性粉刺、丘疹和脓疱，男婴多见。新生儿痤疮的发病机制目前尚有争议，大部分观点认为是分娩时母体携带的雄激素导致了皮脂腺分泌增加，因此随着时间推移痤疮可改善。也有人认为新生儿痤疮的发病可能与妊娠过程中内分泌的变化相关，新生儿的肾上腺相对较大，能够产生β-羟基化激素，进而刺激皮脂腺增生。另外，一些新生儿睾丸生成雄激素增加，主要生成睾酮，因此新生儿痤疮与新生儿本身激素的变化有一定的关系。也有学者提出，本病的发生是皮肤对生长在毛囊皮脂腺的糠秕孢子菌的一种炎症反应。但不管其发病机制如何，新生儿痤疮基本都会在3个月内自行消退且不遗留瘢痕。因此应告诉孩子父母，皮损是一过性的，可自愈，一般不需治疗，对于炎症明显的皮疹可以选用红霉素软膏等。

部分宝宝在出生后3~6个月出现痤疮样皮疹，其粉刺比新生儿更显著，可能导致凹陷性瘢痕，被称为婴儿痤疮。婴儿痤疮可发生在6~16个月大的婴儿，多发于6~9个月，男婴多见。婴儿痤疮的发病机制反映出婴儿在发育这一阶段激素水平不平衡，母体的激素只起到很小作用。在6~12个月婴儿中，促黄体生成素、尿促卵泡素和睾酮水平升高，因此婴儿痤疮可能与下丘脑功能异常有关。另外，婴儿的肾上腺均未成熟，导致脱氢表雄酮水平上升，到12个月时，这些水平正常地下降并保持最低值，直到9~10岁肾上腺皮质功能初现。婴儿痤疮一般在1~2岁后消失，如持久不退要考虑可能存在肾上腺增生等疾病，2~7岁儿童极少出现痤疮。根据Kilgman痤疮分级法对婴儿痤疮分级显示，62%的患儿属于中度痤疮，轻度和重度痤疮分别占24%和17%。患过婴儿痤疮的患儿一般在青春期时痤疮比较严重，父母也可能有重度痤疮的病史。

除外上述痤疮，还有特殊类型的婴儿痤疮，包括婴儿聚合性痤疮和婴儿中毒性痤疮。前者在临床上少见，损害主要发生于面部，皮损和成人聚合性痤疮的表现相似，可有结节、囊肿、窦道和炎症后遗留的瘢痕。临床容易诊断，但需与不同病因的脓皮病和脂膜炎相鉴别。而后者主要是由于大量外用的皮肤化妆品和药物从而导致痤疮的发生，主要包括油膏、乳膏、润发剂和矿物油等，父母在给婴儿应用此类物质时可导致婴儿中毒性痤疮的发生。婴儿中毒性痤疮常见于美国黑人和地中海区域的人种。由于促粉刺生成的物质需要一定的时间才会出现特异性的症状，因此患儿出生时未见，数个月后才发病，主要表现为发生于前额、颞部、颊部和鼻背部的开放性或闭合性粉刺。皮损也可发生于上、下肢和躯干部，主要与接触部位有关，这一点可以与婴儿痤疮相鉴别。停用促粉刺生成物质后痤疮可自愈，不需治疗，如果恢复缓慢可以考虑外用维A酸类、壬二酸等药物。

为什么学龄前儿童也会罹患痤疮？

学龄前儿童痤疮，临床上罕见。一般发生于1~7岁学龄前儿童，通常表现为面部粉刺和炎性皮损混合的形式。当这个年龄段儿童出现痤疮时，需要注意患儿是否伴有其他高雄激素血症相关表现，例如，体臭、腋毛和阴毛早发，生长加速，骨龄提前和生殖器早熟。另外有报道D-放线菌素可以导致痤疮的发生。

雄激素属于固醇类激素，是含有19个碳（19C）的甾体激素，种类包括硫酸脱氢表雄酮、脱氢异雄酮、雄烯二酮、睾酮和二氢睾固酮，上述几种激素，特别是睾酮在血液中的含量过高会形成高雄激素血症。初始筛查可以行硫酸脱氢表雄酮、总睾酮水平和游离睾酮水平的检查，血清睾酮浓度平均为0.43ng/mL，如超过0.7ng/mL即称为高睾酮血症或者高雄激素血症。

此外，高雄激素血症患者常会产生胰岛素抵抗或糖脂代谢的异常，以超重肥胖型患者最为明显。近年研究发现，肥胖女童雄激素水平增高，而减轻体重后高雄激素水平得以改善。肥胖相关性高雄激素血症可表现为痤疮、多毛、油性皮肤、经期紊乱，与多囊卵巢综合征、骨龄提前、性早熟、代谢综合征等疾病的发生密切相关。

本病还需与库欣综合征、先天性肾上腺增生、性腺或肾上腺肿瘤、青春期提前等鉴别。临床上应测定骨龄、生长图、血总睾酮、游离睾酮、脱氢表雄甾酮、硫酸脱氢表雄甾酮、黄体生成素、卵泡刺激素、催乳素和17α-黄体酮等指标。学龄前儿童痤疮有时需与颊部的毛周角化病和粟丘疹鉴别。局部皮肤外用药物治疗同婴儿痤疮，主要侧重对症治疗。

为什么青春期前儿童也会罹患痤疮？

不仅成年人会患痤疮，青春期发育前的儿童也可发生。青春期前痤疮多发生于7岁以后青春期体征出现以前，具有明显的遗传倾向，最常侵犯的部位是前额中部、鼻部和颏部，表现为以粉刺样损害为主的皮损，女孩多见。

痤疮是青春期成熟的第一个指征，可以在阴毛及乳晕或睾丸发育之前出现。肾上腺功能和睾丸或卵巢功能的成熟是青春期发育的两个因素。两种因素的异常导致青春期提前发育，青春期体征出现，青春期前痤疮生成。研究显示，青春期前女性痤疮患者血中DHEAS水平较高。青春期前痤疮可以预测青春期痤疮的严重程度。青春期中患严重痤疮的女患者在月经初潮前3年即可出现大量粉刺，并且早期血中出现高水平的DHEAS，皮脂分泌率也高。进入青春期后皮损增多，炎症加重，多形成重度寻常痤疮。青春期前痤疮的发病主要与青春期发育初期肾上腺功能初现引起的雄激素分泌增高有关，痤疮丙酸杆菌感染及高雄激素血症在痤疮发病中也有重要作用。

青春期发育，首先是肾上腺开始成熟后出现的肾上腺功能初现，即肾上腺的青春期，指6~8岁肾上腺开始分泌肾上腺雄激素并逐渐增加的过程。其次是真正的青春期，由下丘脑–垂体–性腺轴调节的卵巢或睾丸成熟。目前认为，肾上腺功能初现和性腺功能初现是独立的、分开的两个成熟过程。肾上腺功能初现的发生时间有遗传倾向，女孩6~7岁、男孩7~8岁时，血循环中的DHEA及DHEAS开始增加，持续升高到青春期中期。DHEA及DHEAS的升高使体味改变、阴毛出现，同时发生痤疮。早期的黑头粉刺及正常范围内高水平的DHEAS、游离睾酮及总睾酮是重度痤疮及慢性疾病的预警器。

痤疮丙酸杆菌通过产生一些酶类，如酯酶、透明质酸酶、蛋白酶，分解三酰甘油为游离脂肪酸，释放组胺、短链脂肪酸、细胞趋化物质等生物活性物质参与痤疮炎症的发生。有试验证明儿童8岁时皮脂分泌开始增加并与痤疮丙酸杆菌的定植平行发生。有痤疮倾向的儿童分泌皮脂的时间比没有痤疮的儿童早，痤疮丙酸杆菌在鼻孔中的定植与年龄有关，由此可见痤疮丙酸杆菌对青春期前痤疮的发病起一定的作用。

此外，对于一些持续性、难治性痤疮患者需测定性激素水平，查找病因。这种高雄激素血症性痤疮，其过高的雄激素可能来源于肾上腺或卵巢（女童）。肾上腺源性的高雄激素血症（过度肾上腺功能初现与皮质醇相关的肾上腺源性雄激素分泌过高）、库欣综合征、先天性肾上腺皮质增生症

（CAH）、腺瘤及肿瘤都可以引起血液中的雄激素升高。对于女童来说，卵巢分泌雄激素过多可能与卵巢肿瘤有关，也可能与肥胖及胰岛素抵抗相关的多囊卵巢综合征相关。对男童来说，痤疮是雄激素过高的表现，如果痤疮经久不愈，可能是先天性肾上腺皮质增生症的指征。

为什么青春期过后还会患痤疮？

部分人群虽然已经过了青春期（一般指年龄>25岁），却仍然罹患痤疮。最近的一项研究调查发现青春期后痤疮近年的患病率显著上升，可高达18.5%；45岁以后发病率显著下降。这种年龄在25岁以上罹患的痤疮被称为青春期后痤疮。

按照起病年龄，青春期后痤疮分为持续型青春期后痤疮与迟发型青春期后痤疮。其中持续型青春期后痤疮指青春期开始发病，可持续到25岁以后；青春期后痤疮大多数表现为此类，约占青春期后痤疮的82%。按照皮损类型，青春期后痤疮分为丘疹性和粉刺型，前者丘疹性皮损以深在性、轻度炎症性丘疹、脓疱及结节为主要表现。

青春期后痤疮的病因及发病机制复杂，常伴有雄激素水平的增加，可能与某些内分泌系统疾病有关。当女性痤疮较重、突发或者迟发、对治疗耐受或者伴随其他雄激素增多症状（多毛症、脱发、月经紊乱等）时应该考虑雄激素增多症等内分泌疾病。目前认为可能与痤疮有关的内分泌疾病包括库欣综合征、多囊卵巢综合征、先天性肾上腺增生、脂溢-痤疮-多毛-雄激素源性脱发综合征（seborrhea-acne-hisutism-androgentic alopecia syndrome，SAHA综合征）、HAIR-AN综合征等内分泌疾病或综合征。还有些激素增多症的患者常伴有胰岛素抵抗，在一些疾病中，例如糖尿病、肢端肥大症等可出现痤疮并伴有血中IGF-1、生长激素及胰岛素水平的升高。因此，对青春期后痤疮患者还需重视内分泌系统的相关疾病，临床中要仔细询问病史、完善必要的检查，例如，性激素水平检查、地塞米松抑制实验、肾上腺及性腺超声等检查，以排除内分泌功能紊乱，对临床指导治疗及预后有帮助。

遗传因素在青春期后痤疮中起到重要作用，67%青春期后痤疮患者有痤疮家族史，主要与A2等位基因的出现有关。此外，可能与精神因素、个人生活习惯（吸烟、饮酒、电脑辐射）、使用化妆品（特别是含有羊毛脂和矿物油成分）、服用药物、环境污染等因素有较为密切的关系。粉刺型痤疮则多认为与吸烟有关，其中重度吸烟者比例高达83%。

为什么女性月经前痤疮会加重？

调查显示，约有80%的女性有月经前期痤疮加重。一般从青春期开始，在整个育龄期，女性的卵巢和子宫内膜会因为激素水平的变化而呈现周期性的变化，从而产生月经。月经前痤疮其发生原因与体内性激素水平周期性变化分不开，在从排卵后至月经期前的一段时间内，体内雌二醇与黄体酮处于下降或最低水平，因此，雄激素的含量或雄激素与雌激素的比例相对较高。雌二醇降低的原因可能由患者经前期黄体功能不全、雌二醇分泌较少引起。患者临床上也出现了一些黄体功能不全的表现，如月经周期缩短等，上述原因导致皮脂腺活性相应增强，因此容易造成痤疮的加重。

也有研究发现，月经前皮肤表面的脂质构成与其他时期存在明显差别，毛囊皮脂腺导管在月经周期的第15~20日（月经前）最小。因角质层不饱和游离脂肪酸的干扰使经前皮肤屏障功能受损，皮脂分泌增加使皮肤微生物群落增加，从而致使月经前痤疮加重。此类患者随着年龄逐渐增大，痤疮可好转或自愈。

为什么痤疮患者会出现性激素水平失调？

性激素水平的变化被认为是痤疮重要的发病原因之一。雄激素又称为"男性激素"，它不仅存在于男性体内，在女性生理过程中亦有重要作用，只不过男女的比例有所不同，它们可以在某种程度上互相制约。雌二醇是生物活性最强的女性激素，在女性由卵巢产生，男性由肾上腺皮质和睾丸产生，其转化过程为胆固醇经各种酶作用先后转化为孕激素、雄激素、雌激素，当其转化受抑制时雄激素水平就升高，雌激素水平下降，使雌激素、雄激素比值下降，这可能与痤疮的发生有关。

（1）生理变化导致雄激素水平升高　痤疮在青春期发病率最高，这与此时期肾上腺功能活跃，雄激素分泌多或者与黄体功能不全、雌激素分泌不足密切相关。雄激素过高是痤疮的发病因素，发病机制主要是增加皮脂腺的活性，皮脂腺是雄激素的靶器官，雄激素分泌旺盛，可刺激皮脂腺细胞的增生与分泌。雄激素中的睾酮在酶的作用下，与相应受体结合，调控毛囊皮脂腺的活动，致使其异常角化，角化的细胞相互粘连，堵塞毛囊管口，从而导致痤疮的发生。

（2）雌激素减少导致内源性雄激素产生　雌激素可直接对抗皮脂腺内的雄激素，通过促性腺激素对性腺的负反馈作用抑制雄激素的产生。对皮脂腺分泌或脂质产生的有关基因进行调控。

（3）精神压力导致雄激素水平增加　研究证实精神压力大，焦虑、烦躁、紧张和抑郁情绪会刺激大脑皮层边缘系统的情感环路释放神经冲动到下丘脑-脑垂体-性腺轴或肾上腺轴，从而导致雄激素增加，最后形成青春期后痤疮，又称为迟发性痤疮。

（4）系统疾病导致性激素水平失调　如多囊卵巢综合征（PCOS）是一组复杂的证候群，其典型的临床表现为无排卵性月经失调，常伴有多毛、痤疮、肥胖、不孕。研究发现，PCOS患者肝脏和皮肤中的 5α-还原酶活性升高，促进肝内皮质醇的代谢亢进，通过促肾上腺皮质激素的介导而造成雄性激素过盛，从而导致痤疮的发生或加重。

如何确定性激素水平是否失调？

临床上常选择用性激素六项来判断体内性激素水平是否失调。性激素六项是生殖科常规基础检查，包括卵泡生成激素（FSH）、黄体生成激素

（LH）、雌二醇（E_2）、黄体酮（P）、睾酮（T）、催乳激素（PRL），基本满足了临床医生对内分泌失调与否的筛查和对生理功能的一般性了解。

女性激素项目的最佳检查时间一般选择在月经来潮后的第3~5天最合适，这一段时间属于卵泡早期，可以反映卵巢的功能状态。但对于月经长期不来潮而且又急于了解检查结果者，则随时可以检查，这个时间就默认为月经前的时间。需要注意的是，进行该检查前至少1个月不能用性激素类药物（包括黄体酮、雌激素类），否则结果不可靠（治疗后需要复查性激素除外）。

女性激素水平在月经周期不同时期、不同年龄段，其指标都可以不一样，所以在解读化验单时，应注意检测的方法、检查的时间、被检测者的年龄、化验结果的单位（因检测方法不同，化验结果的数值单位可能不同，参考值范围也不尽相同）等，并结合临床表现（必要时还需参考其他检查）进行综合、全面分析。以下是对各项指标一般、原则性的解读。

（1）促卵泡生成激素（FSH）　主要功能是促进卵巢的卵泡发育和成熟。

FSH由垂体前叶嗜碱性细胞分泌，受下丘脑产生的黄体激素释放因子的控制，并随血清中雌二醇（雌激素）和黄体酮（孕激素）的水平变化而变化。在排卵前，FSH明显升高，达峰值。

在月经第3天测血液中FSH的浓度，可用来预测受孕能力。FSH高见于卵巢早衰、卵巢不敏感综合征、原发性闭经等。如果FSH高于15mIU/ml，则代表着生育能力较差，如果高于40mIU/ml，在临床上代表着卵巢功能衰竭，对氯米芬之类的促排卵药无效。FSH低于正常值提示下丘脑垂体轴机能异常，可见于垂体功能障碍引起的闭经、Sheehan综合征、多囊卵巢综合征、肾上腺肿瘤、卵巢肿瘤等。FSH值低也可见于雌孕激素治疗期间。

（2）促黄体生成素（LH）　主要是促使排卵，在FSH的协同作用下，形成黄体并分泌孕激素。

LH由垂体前叶细胞分泌，受下丘脑黄体激素释放激素的控制，并随血清中雌激素、孕激素的水平变化而变化。绝经后妇女由于卵巢功能减退，雌激素分泌减少，解除了对下丘脑的负反馈，故血清中LH升高。临床LH

升高常见于：卵巢早衰、围绝经期综合征、垂体或下丘脑肿瘤、卵巢发育不全、多囊卵巢综合征。LH水平降低可引起不育，常见于垂体功能障碍、垂体切除、肥胖性生殖器退化综合征、神经性厌食及使用雌激素后。

FSH与LH皆由垂体前叶所产生，在月经周期内呈脉冲式分泌，有明显的时间差异。在女性，FSH可促进卵泡成熟，是诊断不孕症的重要项目。月经中期的LH高峰可促成排卵，在预测排卵时间上具特殊重要性。LH与FSH在月经周期中呈"同步变化"，常同时检测。若FSH和LH水平很低，说明是垂体功能不足；如果FSH和LH正常或增高，说明垂体没有问题，而是卵巢本身的问题，存在卵巢功能早衰的可能性。这时仍需继续坚持人工周期治疗，以保持卵巢和子宫功能。LH/FSH ≥ 3，则是诊断多囊卵巢综合征的依据之一。

（3）催乳素（PRL） 也称泌乳素，主要功能是促进乳腺的增生、乳汁的生成和排乳。

催乳素（PRL）是由垂体前叶所产生，受下丘脑的控制。正常的哺乳和对乳房的机械刺激也能导致PRL的释放，身体和情绪的应激反应、低血糖、睡眠也可引起PRL升高。PRL在人体内主要是发动泌乳，使已充分成熟的乳腺小叶向腺腔内泌乳，对乳腺的发育有一定的作用；在妊娠中期与雌激素、孕激素、糖皮质激素等协同作用，对卵巢激素的合成、黄体的生成及溶解有一定作用。PRL对胎儿的发育和成长有重要作用，特别是胎儿肺的形成。并在机体的应激反应中也有重要作用。

在育龄期妇女，血清中PRL增高可引起"非产性"溢乳、闭经及月经失调等。PRL过高的原因有：甲状腺功能减退、垂体或下丘脑肿瘤、肾功能衰竭、手术、服用某些药物（雌激素、利血平、甲基多巴、吩噻嗪类药物等）、性交等。PRL减低的原因有：垂体机能减退、希恩综合征、服用某些药物（溴隐亭、多巴胺等）。绝经后妇女的PRL下降，低于正常月经周期的妇女。

育龄期妇女，血中PRL高于1.0nmol/L即为高催乳素血症，过多的催乳素可抑制FSH及LH的分泌，抑制卵巢功能，抑制排卵。PRL>2.0nmol/L

（50ng/ml）应予治疗。PRL>4.0nmol/L（100ng/ml），提示微腺瘤。

（4）雌二醇（E_2） 卵巢分泌的最主要的雌激素，主要功能是促使第二性征发育、乳腺管增生、子宫发育、内膜生长、阴道上皮增生角化等。

E_2由卵巢的卵泡分泌，主要功能是促使子宫内膜转变为增殖期和促进女性第二性征的发育。血清E_2的浓度在排卵前期为48~521pmol/L，排卵期为70~1835pmol/L，排卵后期为272~793pmol/L。低值见于卵巢功能低下、卵巢功能早衰、席汉综合征。

（5）黄体酮（P） 由卵巢的黄体分泌的孕激素，主要功能是抑制子宫收缩，使子宫内膜由增生期转变为分泌期，为受精卵着床及发育作准备。血清P浓度在排卵前为0~4.8nmol/L，排卵后期为7.6~97.6nmol/L，排卵后期血清P值低，见于黄体功能不全、有排卵功能失调性子宫出血等。

（6）睾酮（T） 女性体内睾酮的50%由外周雄烯二酮转化而来，25%为肾上腺皮质所分泌，仅25%来自卵巢。睾酮主要功能是促进阴蒂、阴唇和阴阜的发育。对雌激素有抵抗作用，对全身代谢有一定影响。

血清T值增高，叫高睾酮血症，可引起不孕。多囊卵巢综合征患者，血清T值也增高。根据临床表现，必要时再测定其他激素。

临床中大多数痤疮患者并不存在性激素水平的异常，但确实有少部分患者存在雄激素过多，主要是患有多囊卵巢综合征的女性。这些患者常伴有月经紊乱、多毛、痤疮，颈部、腋下皮肤变黑，如果进行妇科B超检查，常有卵巢囊肿。所以痤疮患者如果出现以上表现，应进行性激素六项检查并结合子宫附件超声以排除多囊卵巢综合征的可能。

痤疮为什么会出现毛孔堵塞？

我们的毛孔其实就是皮脂腺导管的开口。正常的毛囊皮脂腺导管开口于皮脂腺上方，皮脂腺分泌皮脂，从导管排出。如果开口被完全堵塞，则形成"白头粉刺"，称为闭合性粉刺。事实上，闭合性的粉刺也有一个开口通向皮肤表面，但是开口太小，扩张的毛囊单位中紧实的角蛋白不能排出，内容物可能会变得越来越大，形成表皮样囊肿。如果毛孔尚有开口，堵塞物会试图从开口毛囊中缓慢排出，由于堵塞物被氧化，我们看到的往往是"黑头粉刺"。

毛孔堵塞与内源性皮脂分泌增加及外源性堵塞有关。皮脂腺开口于毛孔，正常情况下我们分泌的皮脂腺每天通过毛孔有秩序地排泄出去。但是青春期的少男少女们体内雄激素分泌旺盛，这为痤疮丙酸杆菌的繁殖提供了很好的物质基础，而痤疮丙酸杆菌能导致毛孔的角化过度，使得毛孔开口变得狭窄。此外，毛孔的堵塞与未及时清理的皮肤多余的油脂、化妆品残留有关。因此，及时地用温水清洁皮肤祛除多余油脂，或使用去角质功能的清洁产品有助于避免外源性的毛孔堵塞。

什么叫药物性痤疮？哪些药物会导致药物性痤疮吗？

药物性痤疮，因各类药物的使用而破坏皮脂腺功能，从而导致皮肤产生痤疮样损害。多发于长期应用药物后，好发于面部、背部。皮损表现为毛囊性丘疹、丘疱疹，类似寻常痤疮。病程进展缓慢，一般无全身症状，停药后痤疮可缓解或消退。引起药物性痤疮的药物主要有以下药物。

（1）糖皮质激素类药物　是引起痤疮最常见的药物，多由泼尼松、地塞米松等引起。一般在服药1~2个月后发生，一般大小比较均匀，呈红色或肤色，周围有明显红斑，除面部外也可发生于躯干部，以前胸和后背上部最常见，痤疮病情的严重程度与应用激素的剂量及时间成正比。不论是外用或全身应用均可发生白头粉刺、黑头粉刺、炎性丘疹、脓疱、结节和囊肿。此类病人同时伴有多毛，向心性肥胖和膨胀纹等不良反应的体征。停药后可自然消退。

（2）雄激素类药物　常由睾酮、丙酸睾酮、十一酸睾酮等药物引起。需要注意的是外用睾酮贴剂也可导致痤疮样皮疹发生，因此如皮肤不慎接触药物后应立即清洗。

（3）避孕类药物　避孕药从1960年以来不断发展，早期的避孕药如炔诺酮、去氧孕烯、甲羟孕酮等是仅含有雄激素样活性孕激素的避孕药，均衍生自睾酮，故有雄激素样作用，因此服用后会导致或加重痤疮。而现在的避孕药多为复方制剂，主要由雌激素和孕激素构成，其中孕激素成分有抗雄激素作用的避孕药可用于痤疮的治疗。

（4）卤素化合物　指碘化物、溴化物等摄取卤素类药物。此类药物可经皮脂腺排泄，溶于水可形成卤酸，不仅刺激毛孔，而且有利于痤疮丙酸杆菌生长，长期摄入可导致毛囊周围过度角化，引起痤疮反复发作，久治不愈。最常见的原因是使用造影剂、碘剂（治疗甲状腺疾病使用的胺碘酮、碘化钾、聚维酮碘等）。静脉给药可导致急性皮疹，口服碘剂则隐匿性发病。

（5）抗结核类药物　如异烟肼、氨基水杨酸钠。因结核病的治疗较为长久，久用后可诱发药源性痤疮。

（6）抗癫痫类药物　如苯妥英钠、三甲双酮、苯巴比妥等。因该类药可促进体内皮脂腺的过度分泌。

便秘和痤疮发病有关吗？

临床调查发现，不少痤疮患者均存在不同程度的便秘、大便干结或排便不爽等症状，而且其表现程度与痤疮的发展相一致。中医认为肺为华盖，开窍于皮毛，"有诸内，必形诸外"，《素问·刺热》曰："肺热病者，右颊先赤"肺经有热，肺气不宣，皮毛被郁，内热炽盛，气血壅滞，郁热窜入血络发于头面部。另外，饮食不节，过食肥甘厚味，致胃与大肠热盛，热邪上攻于肺，肺胃蕴热，上蒸于面，肺为娇脏，不耐寒热，易被邪侵，生湿生热，郁阻肌肤而发病，其主要表现为黑头粉刺、红色丘疹为主，伴口干口苦，大便秘结，小便黄，舌质红，苔黄，脉弦滑或滑数等，因此痤疮治疗应注重从肺胃论治。

《医宗金鉴·外科心法要诀·肺风粉刺》说："此证由肺经风热而成。"中医理论认为肺与大肠相表里，当大肠经有湿热时，会上熏至头面部，热毒上蒸，发为面疱。此外，饮食不节，气机不畅，宿食粪便在肠内滞留过久，秘结不通，使得热毒蕴肤，蒸熏面部，表现为痤疮。因此，中医治疗痤疮采用清热解毒、润肠通便的方法，在改善便秘的同时，也可以减轻痤疮症状，取得明确的临床效果。

睡眠不好会引发痤疮吗？

明代《五杂俎》曰："读书不可过子时，盖人当是时，诸血归心，一不得睡，则血耗而生病矣"。《灵枢·营卫生会》篇中指出，子时的阴阳变化与睡眠的关系："日中而阳陇为重阳，夜半而阴陇为重阴，夜半而大会，万民皆卧，命曰合阴……惟于夜半子时，阴气已极，阳气将生，营气在阴，卫气亦在阴，故万民皆瞑而卧，命曰合阴。合阴者，营卫皆归于脏，而会于天一之中也。"若子时后，仍不入眠，则阴阳失和，多表现为阴虚阳亢，引发痤疮的发生。

从西医学的角度看，睡眠有可能通过对内分泌功能及能量代谢的影响来影响痤疮相关激素。睡眠不足时人体内激素水平会发生显著变化，能够影响三种下丘脑-垂体轴激素（生长激素、促甲状腺激素、皮质醇）在夜间的分泌。同时，睡眠缺失还会破坏瘦素与生长激素释放肽的相对平衡，对能量代谢产生不利影响，表现为体内雄激素和孕激素水平升高，雌激素水平下降，从而引发痤疮的发生或加重。再有，睡眠不足会导致细胞因子的分泌增加使机体产生一系列促炎症反应，影响毛囊皮脂腺漏斗部的角质形成细胞的终末分化，引起导管过度角化，最终导致粉刺形成。

综上所述，痤疮的发病与睡眠情况的好坏有着密切的关系。保持良好的睡眠对痤疮的预防和治疗都很重要。

不良情绪或精神压力与痤疮的发病有关系吗？

精神压力、焦虑和抑郁等情绪变化可通过大脑皮层-边缘系统的情感环路，发放神经冲动到下丘脑-脑垂体-性腺轴或者肾上腺素轴，诱导雄性激素前体分泌增加，或通过下丘脑和垂体之间分泌的促肾上腺皮质激素释放因子和肾上腺皮质激素直接作用于皮肤上的受体，直接或间接诱导皮肤内活性雄激素及皮脂腺活性增加，从而导致痤疮发生。

在当今社会快速的生活节奏、紧张的生活方式、不良的生活饮食习惯影响下，人们承受压力大，情绪波动明显，易为外物所感，倘若不能及时疏泄则易使气机郁滞，气郁久则化火。在此基础上，加之青春期生长发育迅速，阳气旺盛，阳盛则热，火热之邪入血，或若饮食失节，恣食辛辣油腻之品，则湿热内生，助长肝火，上炎面部，可诱发或加重痤疮。

长期面对电脑会加重痤疮吗？

随着电脑在生活和工作中的应用日益普遍，人们应用电脑的时间越来越长。电脑辐射主要是电磁辐射，电磁辐射通常以热效应、非热效应的刺激对机体产生生物作用。一般凡是用电的日常家用设备都会产生电磁辐射，对人体是否产生危害，最重要的是取决于辐射能量的大小。根据国际辐射防护协会和国际劳动组织的规定，电磁场的安全强度是0.11~0.30微特拉（24小时接触计算机时的电磁场安全限），低于此强度的电磁辐，对人体没有危害。

关于电脑辐射和痤疮的关系，根据国内一项研究显示，使用电脑、饮酒是女性迟发型痤疮的主要危险因素，这主要与电脑辐射导致皮肤屏障功能受损、饮酒导致皮肤感染和免疫功能紊乱有关。一些研究机构测试电脑的电磁场强度，结果发现：紧贴电脑荧光屏处电磁场强度为0.9；但离开电脑荧屏5cm处，强度不到0.1；再远点，30cm处，其强度几乎无法测出。因此日常生活中应避免长时间连续操作电脑，身体与荧屏保持40~50cm距离，确保室内光线适宜，注意日常皮肤清洁保湿，可以适当使用中药防护，例如：使用菊花、枸杞子、桑叶等泡茶饮，可起到一定防护作用。

哪些职业会引发痤疮？

职业性痤疮是指在生产劳动中接触矿物油类或某些卤代烃类引起的皮肤毛囊、皮脂腺系统的慢性炎症损害。由煤焦油、页岩油、天然石油及其高沸点分馏产品、沥青等引起的称为油痤疮；由某些卤代芳烃、多氯酚及聚氯乙烯热解物等引起的称为氯痤疮。

油痤疮表现为与矿物油接触部位发生多数毛囊性损害，表现为毛孔扩张、毛囊口角化、毳毛折断及黑头粉刺，常有炎性丘疹、毛囊炎、结节及囊肿。较大的黑头粉刺挤出黑头脂质栓塞物后，常留有凹陷性瘢痕。皮损一般无自觉症状或有轻度痒感或刺痛。多发生于眼睑、耳郭、四肢两侧，特别是与油类浸渍的衣服摩擦的部位，而不限于面、颈、胸、背、肩等寻常痤疮的好发部位。"麦当劳痤疮"易发生于长期从事煎炸工作的人员。

氯痤疮可以在任何年龄，有接触史的人群中发生。氯痤疮的皮损特征为较大、单一形态的粉刺，可发展为严重的炎性和瘢痕性病变。初发时常在眼外下方及颧部出现密集的针尖大的小黑点，日久则于耳郭周围、腹部、臀部及阴囊等处出现较大的黑头粉刺，伴有毛囊口角化，间有粟丘疹样皮损，炎性丘疹较少见。

有机氯是怎么导致痤疮的？

当人体通过皮肤接触、吸入、摄入或暴露于有机氯及氯代烃类化合物（如二噁英）后，所引起的痤疮，称为氯痤疮。人们发现，长期生活或工作环境中含有高浓度有机氯化合物，痤疮的发病率明显升高。

目前认为，绝大部分致氯痤疮原中都含有下列三种主要成分：二噁英、多氯二苯呋喃和氧化偶氮苯。其中二噁英是环境污染物的代表，是目前发现毒性最强的化合物，也是最主要的致氯痤疮原。目前认为氯痤疮发生的可能机制是：在二噁英等致氯痤疮原作用下，毛囊皮脂腺单位的干细胞募集进入循环周期，活化并进入子代短暂增殖细胞区室。短暂增殖细胞进而向表皮细胞途径优先分化，这种分化是以干细胞向毛囊和皮脂腺分化减少作为代价，结果导致毛囊出现表皮增生和角化过度，皮脂腺和汗腺减少并逐渐被角化的表皮细胞取代。例如：乌克兰前总统尤先科，曾出现不明原因的颜面痤疮，经检测，他血液中二噁英的含量是正常值的1000倍！

虽然有个例报道维A酸类药物，糖皮质激素，物理治疗如光疗、电疗或外科磨削等治疗方法对少数氯痤疮患者有效。但氯痤疮没有有效治疗方法，重在预防。只有等致氯痤疮原逐渐从体内排除，痤疮症状才能得到缓解。

环境与空气污染与痤疮的发病有关系吗？

皮肤作为人体最大的器官，也是和环境、空气接触最密切的器官，是人体抵御外界刺激的第一层保护伞。现代研究表明，环境和空气污染是造成皮肤通透性增高及皮肤屏障不完善的重要原因，也是造成敏感性皮肤病发病率逐年升高的罪魁祸首。

皮肤表面的弱酸性环境和特定的结构使其对微生物能够起到天然的屏障作用，且在皮肤表面也存在着一个巨大的微生物生态系统。但当空气中或者沉积在皮肤表面的微生物过多时，此平衡系统就被打破，皮肤功能出现紊乱，从而导致疾病的发生。雾霾天气时，微生物会随着吸入性颗粒而附着在皮肤表面，成为皮肤感染的潜在因素，从而加重痤疮的病情。有研究发现雾霾中PM2.5的主要附着成分是芳香烃类化合物（苯并芘）、持续有机污染物（代表性物质是二噁英及重金属）。在环境污染比较严重的时候，含有二噁英及其他污染物的雾霾如PM10或PM2.5颗粒会吸附在皮肤上，对人体皮肤产生负面影响。

以二噁英为代表的环境污染对人体健康有多方面的影响，导致许多疾病的发生，其对皮肤的影响主要是产生氯痤疮。氯痤疮主要表现为痤疮样皮损，典型皮损为非炎症性粉刺及稻草色囊肿，偶尔可见脓疱、非感染性脓肿及瘢痕的形成。由机体吸收致氯痤疮原中毒产生，而非局部皮肤直接接触导致。与一般的痤疮不同的是，氯痤疮多伴色素沉着，皮肤呈石棉瓦样的灰色，严重者有皮肤增厚的表现，氯痤疮病程缓慢，从接触致氯痤疮原到临床出现皮损的时间平均是2~4周，停止暴露后至少要2~3年后皮损才能逐渐恢复，个别患者甚至需要15年以上才能恢复。

空气湿度与痤疮的发病有关系吗？

空气湿度是衡量外湿的一个指标，是表示空气中水汽含量和湿润程度的气象要素。在一定的温度下在一定体积的空气里含有的水汽越少，则空气越干燥；水汽越多，则空气越潮湿。

《外科正宗》有言："盖疮全赖脾土，调理必要端详。"在痤疮的整个治疗过程中，必须要注重调理脾胃。本病的病机主要在于脾胃湿热为患，日久而致热蒸发于头面，所以治宜健脾化湿。湿邪又可分为内湿和外湿。内湿是疾病病理变化的产物，多由嗜酒成癖或过食生冷，以致脾阳失运，湿自内生。外湿多因气候潮湿、涉水淋雨、居处潮湿所致。

有研究调查不同地区中学生痤疮的患病率发现，居住在空气湿度大的环境中学生痤疮患病率明显升高，同时发现空气湿度大的环境中螨虫的感染率明显升高，提示螨虫、细菌在空气湿度大的环境下更加容易繁殖及感染皮肤。痤疮的病因学之一是皮肤菌株异常，主要是痤疮丙酸杆菌的大量繁殖。在一般情况下，细菌中水分的含量占75%~85%。如果缺少水分，细菌就不能正常生长和繁殖。因此，潮湿的环境有利于细菌生存。细菌的身体中除了水分，还含有蛋白质、糖类、脂类和无机盐等多种成分。细菌也必须从外界环境中吸取营养物质，来满足它们生长和繁殖的需要。所以空气湿度大的环境更容易造成痤疮患病率的升高。

日晒会加重痤疮吗？

地球表面的日光主要由波长280nm以上的紫外线区到1mm以内的红外

区域组成，其中与痤疮关系最密切的当属紫外线。紫外线根据波长和生物学效应不同，可分为长波紫外线（UVA，波长315~400nm）、中波紫外线（UVB，波长280~315nm）和短波紫外线（UVC，波长100~280nm）。研究发现，紫外线可以导致表皮增殖、角化，由于毛囊皮脂腺导管角化，皮脂排泄不畅，致使痤疮加重。皮脂在受到日光照射后，游离脂肪酸会增加，进而引发炎症反应；而UVB可以使鲨烯氧化，促进痤疮丙酸杆菌增殖，进而促使痤疮发生或加重。

部分治疗痤疮的药物可增加皮肤对紫外线的敏感性，进而诱发或加重药物的不良反应，从而导致痤疮的治疗后的"加重"。例如，口服四环素类药物、外用维A酸类药物等，患者容易发生光敏感，使得皮肤出现红斑、刺痛或瘙痒等症状。如果在治疗期间注意科学防晒或避光，可大为减少上述不良反应的发生。因此痤疮患者做好日常防晒工作，不仅可降低光老化、光致癌等风险，还可避免痤疮的进一步加重。

为什么说痤疮是一种炎症性皮肤病？

痤疮丙酸杆菌长期以来被认为是导致痤疮炎症发生的主要原因，但越来越多的研究发现除痤疮丙酸杆菌外，脂质中的一些成分如花生四烯酸、游离脂肪酸、亚油酸以及促炎症因子如IL-1α、TNF-α等可能均与痤疮炎症有关，而且他们诱导炎症的发生可以不依赖于痤疮丙酸杆菌的存在。此外，过氧化物酶体增殖物激活受体α（PPAR-α）及神经因素等也可能导致痤疮炎症的产生。

从病理上看，在痤疮炎症发生的早期，完整的粉刺腔内发现有中性粒细胞的存在，但由于早期不涉及毛囊壁的断裂，所以大家认为可能是粉刺腔中存在某些水溶性的小分子量的促炎症物质，从而吸引了中性粒细胞。小分子量的促炎症物质也可以从粉刺中扩散进入真皮层，引起真皮层的炎症反应。而在炎症的晚期，中性粒细胞到达粉刺腔，释放溶酶体水解酶，这些物质能破坏毛囊壁，使毛囊壁断裂，从而使角蛋白、毛发和脂质等物质进入真皮层，引起外来体反应，产生真皮损伤。由淋巴细胞、异物巨细胞浸润则构成了慢性炎症过程。

从发病机制上讲，痤疮的发病与免疫细胞和炎症因子息息相关，免疫细胞，如T辅助细胞、单核细胞、巨噬细胞、中性粒细胞等，它们在刺激下产生炎症因子，如白细胞介素（IL）-1β、IL-8、IL-12、IL-17等。

综上所述，炎症是痤疮发生过程的重要病理反应。痤疮丙酸杆菌、脂质、促炎症因子、先天免疫系统及神经因素等在痤疮炎症发展中可能起着重要作用，这些与炎症有关的因素往往不是孤立存在的，它们之间可能存在着相互的作用和影响，从而形成复杂的炎症发生网络。

中医古代文献中是如何描述痤疮的？

痤疮中医称为"肺风粉刺""酒刺""粉刺""面疱""粉花疮"等。中医古代文献对痤疮的认识最早的见于《素问·生气通天论》，其中记载："劳汗当风，寒薄为皶，郁乃痤。"此后，历代名家对痤疮的病因、病机、临床表现、治疗等的认识上不断地进步。张清《素问释义》指出痤疮发病系"皆阳气郁所为"。隋《诸病源候论》记载《养生方》又云："饮酒热未解，以冷水洗面，令人发面疱，轻者皶疱。"指出了痤疮的皮损好发部位和形态。

宋《圣济总录》对痤疮的发病机制阐述："此由肤腠受于风邪，搏于津脉之气，因虚而作，亦邪入虚肌使之然也。"指出风邪是其外因，体虚乃其内因，内外合邪发为痤疮。明代《寿世保元》论面病："其或胃中风热，或风热乘之。令人面肿，或面鼻色紫，粉刺瘾疹，或面热面寒，随其经症而治之。论面生粉刺者，肺火也。"认为风热可致"粉刺瘾疹"等面部皮肤病，而"肺火"乃是引起粉刺的根本原因。《外科启玄》论肺风疮记载："鼻乃肺之窍，因肺气不清，受风而生，或冷水洗面，以致热血凝结于面所生。"又云"乃肺受风热或绞面感风，致生粉刺，盖受湿热也。"指出痤疮的发病与风热、湿热的关系密切。《外科正宗》记载："粉刺属肺总皆血热郁滞不散，所谓有诸内，形诸外。"明确指出"血热"乃其病因。《重订验方新编》记载："面上粉刺，又名酒刺。由肺经血热而生，发于面鼻，碎黍如粟，色赤肿痛，破出粉汁。"

关于痤疮的治疗，明·陈实功《外科正宗·肺风粉刺酒齄鼻》曰："肺风、粉刺、酒渣鼻三名同种……宜真君妙贴散加白附子敷之，内服枇杷叶丸，黄芩清肺饮。"《医宗金鉴·外科心法要诀·肺风粉刺》记载："肺风粉刺肺经热，面鼻疙瘩赤肿疼，破出粉汁或结屑，枇杷颠倒自收功。"注曰："宜内服枇杷清肺饮，外敷颠倒散，缓缓自收功也。"清·沈金鳌《杂病源流犀烛·面部门》曰："妇人颊疮，甚或每年频发，宜属恶症，宜甘家秘方，至于风刺、粉刺等症……治之俱当以阳明为主，俱宜柏连散、清上防风汤、玉容散、连翘散、红玉散。"

由上可见，中医对痤疮病机的认识较为全面。如，隋代提出热邪内郁可导致痤疮；宋代医家指出风邪与体虚内外合病而致痤疮；明清时期医家总结痤疮发病与肺脏关系最为密切，肺火、湿热与血热乃是导致痤疮的直接原因。枇杷清肺饮内服，颠倒散外敷等治疗痤疮的经典方法，沿用至今。

痤疮常见于什么体质的患者？

体质是指人体在"先天禀赋"加上"后天获得"的基础上所表现出来的机能和形态上相对稳定的特征。体质现象是人类生命活动的一种重要表现形式。它反映生命过程中某些形态特征和生理特性方面，对自然社会环境的适应能力方面，以及发病过程中对某些致病因素的易罹性和病理过程中疾病发展的倾向性方面，与疾病和健康有着密切的关系。

中医学早在几千年前就对人体体质有所认识。早在《黄帝内经》中就有"是人者，素肾气胜""此人者质壮"等说，其中"素"和"质"即指人的体质。目前广为认可的中国人的体质分类方法是九分法，即把体质分为平和质、气虚质、阳虚质、阴虚质、痰湿质、湿热质、气郁质、血瘀质、特禀质。近年有中医报道痤疮的发病与体质存在一定的相关性并做了相关的研究，研究发现大部分痤疮患者为兼夹体质，即同时具有多个体质类型。其中湿热质占据比例最大。《素问·生气通天论》记载："高粱之变，足生大疔"，湿热体质盖因先天禀赋，善食肥甘，或久居湿地，长期饮酒，偏嗜辛辣刺激等湿热内蕴，湿热结于肠胃。因肺与大肠相表里，故湿热上蒸于肺胃而致肺胃郁热，郁于肌肤而生痤疮。

气郁质、阴虚质也是易患痤疮的体质。《内经》云："女子以肝为先天……百病皆生于气。"现代女性由于生活节奏快、工作紧张、学习繁忙，每多忧思忿怒郁结伤肝，肝的疏泄失畅，以致肝气郁结，郁而化火，火热兼夹痰湿，入于血络，热毒阻于肌肤而发。同时痤疮又容易引起焦虑、抑郁等负面心理问题，进一步加重病情，形成一种恶性循环。女性随着年龄的增长和经、带、胎、产、孕的影响，天癸渐竭，阴液渐衰，加之各种不良刺激，长期易致阴液暗耗，精血亏虚。若肝阴不足，则病及肾，损伤肾阴，肝肾阴虚，水不涵木则虚火上炎熏蒸面部发为痤疮。

中医如何看待痤疮的发病原因？

中医学将痤疮谓之痤，本病病因复杂，自《内经》始，多以外邪、血热、湿聚立论，现代社会，肺经风热、湿热蕴结、痰瘀凝结、冲任不调等是痤疮常见的病因病机。

（1）肺经风热　风热，是风和热相结合的病邪。身体在阳热积聚于肺经时，外受风邪，风邪熏蒸于面部，而发为痤疮。《外科启玄》中有记载："肺气不清，受风而生，或冷水洗面，热血凝结而成。"肺为华盖，开窍于皮毛，肺经风热，肺气不宣，皮毛被郁，内热炽盛，郁于肌肤，熏蒸于面，是为痤疮。

（2）湿热蕴结　多因外感湿热，或内生湿热，郁滞为痤而发病。内湿多因脾气虚弱，运化失职导致。或过食厚腻，或偏嗜醇酒，使湿热内生，郁而化热，湿热互结而发此病。外湿多由久处湿地，或冒雨涉水，湿邪入体，凝滞肌肤，上行颜面，久则气血凝滞或痰血瘀结、肝失疏泄、外犯肌肤而成痤。《素问·生气通天论》曰:"汗出见湿,乃生痤痱……寒薄为皶,郁乃痤。"汗出之后,玄府空虚,易为湿邪所侵,久郁局部,发而为痤。

(3)痰、瘀、湿、热互结 这是痤疮缠绵难愈、反复发作的重要原因。朱丹溪提出的"血受湿热,久必凝浊",此论为湿热致瘀理论奠定了基础,诚如《外科启玄》所言:"粉刺……总皆血热郁滞不散。"痰、瘀、湿、热既能单独致病,又可互相影响,互为因果,加重病情的发展。湿热久蕴,阻碍气机,津液不布,酿痰成瘀,反之,血瘀气滞也是酿生痰浊的原因之一。

(4)冲任不调 《素问·上古天真论》有曰:"女子……二七二天癸至,任脉通,太冲脉盛,月事以时下,故有子。"《圣济总录》认为"妇人以冲任为本"冲任二脉可调节全身气血,气血有余可涵蓄贮存;气血匮乏可补充灌注。部分女性患者,经期前后易生气抑郁、烦躁恼怒,致使肝郁化火,冲任失调,肝火挟冲任之血热攻于颜面与胸部,火郁局部发为痤疮。

痤疮的发病部位与经络的循行关系如何?

面部痤疮的分布部位,与特定经络在面部循行分布部位存在着联系,不同部位的痤疮,基本反映了其相关经络的病变。《灵枢·邪气脏腑病形》曰:"十二经脉,三百六十五络,其气血皆上于头面而走空窍。"面部共有15条经脉分布,包括手阳明大肠经、足阳明胃经、手太阳小肠经、足太阳膀胱经、手少阳三焦经、足少阳胆经、督脉、任脉8条有腧穴分布的经脉和手少阴心经、足厥阴肝经、冲脉等7条无腧穴分布、没有直接循行而是通过表里及相互络属关系间接上达面部的经脉。

(1)额部痤疮 主要与循行于额部的足阳明胃经、足太阳膀胱经、足厥阴肝经、督脉有关。

(2)鼻部痤疮 主要与循行于鼻部的手阳明大肠经、足阳明胃经、足太阳膀胱经、手太阳小肠经有关。

(3)颊颞部痤疮 主要与循行于颊颞部的手阳明大肠经、足阳明胃经、足少阳胆经、足厥阴肝经、手太阳小肠经、手少阳三焦经等有关。

（4）口颌部痤疮　主要与直接循行于口颌部的手阳明大肠经、足阳明胃经、足厥阴肝经等有关。

一般认为足阳明胃经、手阳明大肠经在颜面部循行范围最为广泛，手足阳明又都为多气多血之经。大肠与肺相表里，肺主皮毛，胃肠易生积热，火性炎上，循经上熏，熏蒸蕴阻于皮肤而导致了痤疮的发生。因此，痤疮与手足阳明经关系密切。同时足厥阴肝经、足少阳胆经在颜面部循行分布范围较大，痤疮的发生亦与肝胆二经密切相关，若肝胆失于疏泄，一可横逆克犯脾胃，二则日久化为火热，上炎面部而发为痤疮。

痤疮与中医五脏六腑的关系如何？

在人体中，五脏是重要的核心，在生理方面，各个脏腑相互促进，相互协调，在病理方面，则存在相互影响。脏腑辨证，充分体现了中医的整体观念和辨证论治的特点。

痤疮虽病位在表，但其发病与内在脏腑息息相关，只有五脏之间生理功能平衡协调，才能维持机体内外环境相对稳定。因此我们在临床辨证过程中应从整体出发，兼顾局部辨证，从皮损辨"标"，从整体辨"本"，通过调整脏腑气血阴阳，使其"阴平阳秘"，标本兼治。

面部皮肤通过经络，与脏腑紧密相连，脏腑各有所主，各有所司。五脏六腑对临床辨证治疗有一定指导意义。

1.痤疮病位与五脏六腑对应关系

（1）《素问·刺热》篇曰："肝热病者，左颊先赤；心热病者，颜先赤；脾热病者，鼻先赤；肺热病者，右颊先赤；肾热病者，颐先赤。"说明痤疮在面部的先发区域与五脏之间存在着对应关系。面部病位分布以左颊为主者，辨证病位多在肝；以右颊为主者病多在肺；以下颌及颏部为主者多在肾；以鼻头及鼻翼两旁为主者多在脾胃；以额头为主者多在心。

（2）《灵枢·五色》曰："庭者，首面也。阙上者，咽喉也。阙中者，肺也。下极者，心也。直下者，肝也。肝左者，胆也。下者，脾也。方上者，胃也。中央者，大肠也。挟大肠者，肾也。当肾者，脐也。面王以上者，小肠也。面王以下者，膀胱、子处也……此五脏六腑肢节之部也。"此篇以鼻诊为主，认为明堂之位"五脏次于中央，六腑挟其两侧"，详论了肺、心、肝、脾之候，皆在鼻部。头面时候脏腑的具体部位是：前额之上为天庭，天庭应头面；眉心之上应咽喉；眉心应肺；两目之间应心；鼻柱部位应肝；鼻柱左颊应胆；鼻准应脾；鼻准两旁应胃；面之中央部位应大肠；面中央两旁的颊部应肾；肾所属颊部的下方应脐；在鼻准上方两侧、两颧以内的部位应小肠；鼻准以下的人中穴处应膀胱和子宫。根据《灵枢·五色》的记载而描绘了颜面分候五脏六腑四肢关节的理论，揭示了面部是人整体的微缩。

当然，面部痤疮的病变部位是否与五脏仅仅是单一的对应关系，还是某一病变区域与多个脏腑有着强弱不同的相关性，这还有待研究，以更好地指导临床治疗。

2.五脏六腑与痤疮的病机

（1）心与痤疮：心经与痤疮密切相关。《素问·至真要大论》曰："诸痛痒疮，皆属于心。"《素问·六节藏象论》曰："心者，其华在面。"心主血脉，其华在面，心主宰五脏六腑生理活动。心火上亢，所欲不遂，热气上盛，壅于肌肤，疮疹随之而起。

（2）肺与痤疮：肺其华在毛，其充在皮，虽五脏皆可论治痤疮，但肺的宣发肃降、主气行水功能的失常与痤疮的发病有直接的联系，故痤疮又名"肺风粉刺"。肺为娇脏，喜润恶燥，易受外邪诸如风、寒、暑、湿、燥、火的侵扰，引起肺宣降失司，气化不利，津停不畅，进而气郁化火、湿热内蕴，耗伤肺阴，肺阴亏虚。若肺经火热湿邪经久不化，则易灼伤肺叶，酿脓生痰。《外科启玄》："粉花疮，乃肺受风热或绞面感风，致生粉刺，盖受湿热也。"

（3）脾、胃与痤疮：《内经》认为痤疮的发生主要在于"汗出见湿"，王冰释曰："阳气发泄，寒水制之，热怫内蕴，郁于皮里，甚则痤疖。"脾主运化，胃主受纳，脾胃升清降浊功能失常，导致湿热内蕴，清气不升，反至浊阴上逆，熏蒸头面发为痤疮。同时脾为生痰之源，若健运失司，则痰湿内生，若湿热郁久，更易化痰生热，壅塞气血，凝滞肌肤，导致痤疮经久不愈。

（4）肝、胆与痤疮：由于工作或作息原因，常伴饮食失节，恣食辛辣烟酒、油腻厚味之品，且缺乏锻炼，易引起湿热内蕴中焦，熏灼肝胆，加之年轻人素体阳盛，更易助长肝火，形成肝胆湿热上炎面部，发为痤疮。同时肝主疏泄，调畅气机，若情志不遂，肝失疏泄，气机不畅，导致气滞血瘀痰凝，郁结于肌表形成痤疮；若肝失疏泄，郁而化火，火热循经上蒸于颜面而形成痤疮。"女子以肝为先天"，从肝论治以女性患者为多见，这是由女子的生理病理特点决定的。

（5）肾与痤疮：《灵枢·五癃津液别》曰："肾为之主外"，《灵枢·营卫生会》曰："卫出于下焦。"若肾阴不足，冲任失调，相火妄动，导致女子二七和男子二八时肾之阴阳失调，相火过旺，循经上蒸头面，或肾阴不足，不能充养肺胃之阴，肺胃阴虚内热而生痤疮。而"男子以肾为先天"，故从肾论治痤疮多应用于男性患者。

痤疮与气血的关系如何？

气血来源于脏腑，是构成人体和维持人体生命活动的基本物质。《素问·调经论》曰："人之所有者，血与气耳。"气是血液生成和运行的动力，血是气化生基础和载体。气为血之帅，血为气之母。气能生血、行血和摄血；血能生气也能载气，二者相互影响。

在痤疮的发病过程中，多气则阳盛，少血则阴虚；反之，少气则推动无力，气病及血，血病及气，最后形成气滞血瘀之证，血瘀又易生热，故而导致痤疮发病。此外，气血失和也是导致经前、经期痤疮发生或加重的重要原因。女性行经前，阴血下注冲任，血海充盈，冲脉之气较盛；经期血海由满而溢，胞宫泻而不藏，经血下行，全身处于阴血相对不足状态。若遭受外邪，或素体禀赋不足、体质差异，阴阳气血有所偏盛或偏虚，或受情志、生活因素的影响，在这个生理阶段则易导致脏腑功能失调，气血失和而发生疾病。

人体的气血与脏腑经络关系密切，在病理上相互影响，当气血功能异常，会影响脏腑经络功能而导致疾病；而五脏生理功能失常产生病变时，其病理变化常表现为气血阴阳失常。

痤疮与阴阳的关系如何？

痤疮好发于颜面部，面部乃人体最高处，阳气最为旺盛。阳气在人体内起着温煦、推动、固摄的重要作用，故《素问·生气通天论》云："阳气者，若天与日，失其所则折寿而不彰。"《素问·阴阳应象大论》："清阳出上窍，浊阴出下窍；清阳发腠理，浊阴走五脏。"人体内的阳气通过正常的升降出入布运流行，来发挥温煦、固摄等各种功用，一旦运行不畅，即阳气郁遏，就会产生疾病。

阴阳，既能概括痤疮患者整个病情，又能用于症状的分析。在《素问·阴阳应象大论》中提出"察色按脉，先别阴阳"，"阳病治阴，阴病治阳"。明代医家张景岳也强调，"凡诊脉施治，必先审阴阳，乃为医道之纲领"。由此可见，阴阳辨证在痤疮辨证中的重要地位。

中医认为，风性上行，头面部位居上焦，容易受到风邪的侵袭，因此痤疮病因在湿热、痰阻、寒凝的基础上常兼有风邪袭扰。在治法上解表散寒、解表祛湿等在痤疮中也得到了广泛的运用，正如《内经》云"汗之则疮已"，凡壅阻于皮肤血脉之间的毒邪可随汗而散。常用的辛凉解表药，如桑叶、蝉蜕、牛蒡子、银花、连翘、柴胡、白蒺藜等。辛温解表药，如荆芥、防风、麻黄、桂枝、生姜等。《素问·生气通天论》云："寒薄为皶，郁乃痤。"说明了痤疮病机有阳郁及寒凝。采用温通阳气法治疗痤疮，临床上也可取得较好疗效。

（1）阳证痤疮　阳证痤疮患者平素喜食辛辣煎炸油腻之品，体格壮实，性格多急躁易怒，面部油腻，泛发红色丘疹、脓头，体味重，常伴有口苦咽干，大便干结，腹部膨隆，胃部胀满，胃脘部按之紧张疼痛，舌红苔黄腻，脉滑数等症状。治当清热凉血，解毒散结，治疗以三黄泻心汤为代表方。

（2）阴证痤疮　阴证痤疮患者大多体型偏瘦，面色晦暗，皮疹多暗红，平素手足冰凉，畏寒怕冷，喜热饮，进食生冷后易腹痛，大便溏泄，生活不规律，经常熬夜等。此时只针对皮疹，妄投清热剂，容易脾胃受损，引起腹痛腹泻等症。本病成因在于人体正气先虚，阳气不足，阴血内虚，又经脉受寒，寒邪凝滞。而头面及四肢部位，为肌肉浅薄之部位，腠理不密，阳气难充，气血难达，所谓最虚之处，便是容邪之地，易受风寒外邪所袭，风寒毒邪壅塞面部而发痤疮。临床症见痤疮以囊肿、结节为主，皮损局部漫肿无头，酸痛无热，皮色暗红或不变，口中不渴，舌淡胖苔白，脉沉细。治当温阳补血，散寒消结，治疗以当归四逆汤为代表方。

（3）半阴半阳证痤疮　多见于女性青春期后痤疮患者，除颜面部皮损外，常伴胸胁胀满，口干口苦，四肢厥冷，失眠多梦，平素畏寒，大便偏干，进食生冷易腹泻等上热下寒、寒热错杂证。皮疹亦属于半阴半阳之间，结节或囊肿，漫肿微痛，色淡红，热不重，溃而不透，舌淡胖苔白，脉细滑。治疗应以补气透托，和解少阳为主，治疗以柴胡桂枝干姜汤为代表方。

中西医对痤疮的发病原因认识一致吗？

痤疮是一种常见的发生于毛囊、皮脂腺的慢性炎症性皮肤病。虽然中医和西医分别从各自不同的理论体系阐述本病的发病原因和机制，但二者的观点却是异曲同工，互为印证和补充。

中医对痤疮的认识历史悠久，《黄帝内经》认为本病的发生是由于汗出且又外感寒邪、湿邪，邪气郁滞于体内所致。后世中医又认识到痤疮发病与先天禀赋、情志、天癸、起居饮食等诸多因素有关，是内外因共同作用的结果。总之，中医认为痤疮的发病多与风热、肺热、血热、胃肠积热、冲任失调、先天禀赋等方面有关。

西医认为痤疮是毛囊皮脂腺单位的一种慢性炎症性疾病，发病机制仍未完全阐明。遗传因素及雄激素导致皮脂大量分泌、毛囊皮脂腺导管角化、痤疮丙酸杆菌繁殖、炎症和免疫反应等因素都可能与之相关。

中西医对痤疮的总体认识比较一致。首先，在饮食因素方面，中医认为肥甘厚味导致肺热、胃肠积热，易致痤疮；西医认为高糖、高脂、高盐、辛辣饮食会促进皮脂腺导管角化，直接刺激皮脂过度分泌，并间接刺激痤疮丙酸杆菌的生长。其次，在发病年龄及机制方面，中医认为天癸至的年龄，即青春期，是痤疮最好发的年龄；在青春期过后，冲任不调也可导致痤疮发生；而西医认为青春期后痤疮的产生主要与体内雌、雄激素水平紊乱有关。再者，在体质因素方面，中医认为痤疮与先天禀赋之肺热、血热等有关；西医认为痤疮与家族遗传因素相关。在外部环境因素方面，中医认为汗出而复外感邪气可导致痤疮的发生，这与西医在研究中发现的季节、气温改变会促进皮脂腺过度角化从而诱发痤疮的认识一致。对于便秘导致痤疮的发生，中医认为便秘是胃肠积热、阴虚内热所致，可诱发痤疮；西医认为各种因素导致的便秘均可使人体内毒素增加，进而促进了多种炎症因子表达，从而加重痤疮的严重程度。

总而言之，虽然中西医处在不同的领域，但在痤疮的发病病因、病机认识上呈现出高度一致。尽管中医辨证论治与西医临床诊断角度不同，但是随着中西医结合学的发展，二者兼收并进，有了更深度的融合，例如在诊断分级方面，2019年发表的《中国痤疮治疗指南》中明确指出，肺经风热型痤疮相当于西医痤疮分级Ⅰ、Ⅱ级；脾胃湿热型痤疮相当于西医痤疮Ⅱ、Ⅲ级；痰瘀凝结型痤疮相当于西医痤疮分级Ⅳ级；冲任不调型痤疮相当于高雄激素性痤疮，这都预示未来中西医结合会有更多融合与发展，彼此取长补短，更好地造福皮肤病患者。

症状及诊断篇

- ◆ 如何诊断痤疮？
- ◆ 不同类型的痤疮好发部位有区别吗？
- ◆ 如何判断痤疮的严重程度？
- ◆ 寻常痤疮有哪些皮肤表现？
- ◆ 有哪些特殊类型的痤疮？
- ◆ ……

如何诊断痤疮？

西医诊断痤疮包括对疾病的诊断、鉴别诊断、病情严重程度评估。寻常痤疮在诊断方面主要依靠临床表现，对病史的询问有助于发现与痤疮发病相关的因素，例如，饮食偏好、化妆品使用情况、相关系统或外用药物使用情况、职业接触、家族性痤疮病史、女性月经史及妇科疾病史等，从而指导患者预防痤疮的发生。一般根据颜面、前胸部及背部等皮脂腺较多的部位皮损形态及分布特征即可诊断。有条件者可用伍德灯检查痤疮丙酸杆菌感染情况，伍德灯下痤疮丙酸杆菌可呈橘红色荧光，用于辅助诊断。对于可能有性激素水平异常的患者，需进一步行性激素化验、生殖系统B超等相关检查。

对于特殊类型或有特定病因的痤疮及痤疮相关综合征，如暴发性痤疮、聚合性痤疮、新生儿痤疮、药物性痤疮、化妆品痤疮、氯痤疮、PCOS、SAHA综合征、SAPHO综合征、PAPA综合征等，可根据相关临床表现，结合病因、实验室检查等确诊。

在鉴别诊断方面，痤疮要与脂溢性皮炎、玫瑰痤疮、糠秕孢子菌性毛囊炎、结节性硬化、颜面播散性粟粒性狼疮等疾病进行鉴别诊断。最终，临床医生根据皮损类型对痤疮严重程度进行分级，进而为合理治疗提供科学依据。

不同类型的痤疮好发部位有区别吗？

痤疮的病理本质是毛囊皮脂腺的慢性炎症，头面部及胸背部皮脂腺分布较多，是痤疮的主要发病部位。

（1）寻常型痤疮　好发于面颊部、额部和鼻颊沟；其次是胸部、背部及肩部，多呈对称性分布。

（2）暴发性痤疮　是囊肿型痤疮最严重的情况，主要表现为突然发生的结节状、化脓性痤疮，伴有不同程度的全身症状。面、颈、胸背、手臂均受累，皮损经常形成溃疡可导致严重的瘢痕。部分患者可有溶骨性损害，锁骨和胸骨最常受累，其次是踝关节、肱骨和骶髂关节。

（3）聚合性痤疮　是指重度、暴发的结节囊肿型痤疮不伴全身症状表现。除上述寻常痤疮发病部位外，聚合性痤疮还可累及上臂、臀部。这些顽固的皮损是毛囊闭锁四联征的一部分，另三者是头皮蜂窝织炎、化脓性汗腺炎和藏毛窦。

（4）新生儿痤疮　20%健康新生儿会发生新生儿痤疮，常多分布在两颊，并跨过鼻梁，多为一过性。

（5）机械性痤疮　是由于毛囊皮脂腺出口反复的机械性和摩擦性阻塞导致，机械性因素包括头盔、下巴上的绳索、吊带和衣领，例如，小提琴手，在颈侧的容易发生本病。

（6）药物性痤疮　常表现为形态单一的炎性丘疹和脓疱。静脉注射地塞米松和大剂量口服皮质激素导致的本病，多集中在胸背部；外用类固醇激素导致的本病，多分布在外用激素部位。

（7）化妆品痤疮　与使用防晒剂、增白剂、摩丝等有关，常发生于使用部位，主要与化妆品导致的皮脂腺分泌导管内径狭窄、开口处机械性堵塞、炎症等有关。

（8）职业性痤疮　主要指生产劳动中接触矿物油或某些卤代烃类引起的皮肤毛囊、皮脂腺系统的慢性炎症损害。皮损为毛囊性损害。

如何判断痤疮的严重程度？

痤疮的分级体现了痤疮的严重程度和皮损性质，判断痤疮的严重程度分级对于痤疮合理治疗及疗效评价有重要意义。国际改良分类法是按照皮损数目进行分级，2019版的《中国痤疮治疗指南》则强调依据皮损性质将痤疮分为3度和4级。轻度（Ⅰ级）：仅有粉刺；中度（Ⅱ级）：炎性丘疹；中度（Ⅲ级）：脓疱；重度（Ⅳ级）：结节、囊肿。痤疮的治疗应根据分级选择相应的治疗药物和手段，其治疗方案并不是一成不变的，应根据患者的实际情况灵活应用，充分体现个体化的治疗原则。

寻常痤疮有哪些皮肤表现？

寻常型痤疮是临床最为常见的痤疮类型。痤疮的各种类型皮损均是由于毛囊不同深度的炎症及其他继发性反应造成的，包括因毛囊皮脂腺导管阻塞所致的粉刺，发生于毛囊口处的表浅脓疱、炎性丘疹、结节、囊肿及瘢痕等。

在痤疮发病初期，其基本损害为与毛囊一致的圆锥形丘疹，如白头粉刺（闭合性粉刺）和黑头粉刺（开放性粉刺）。白头粉刺为1mm大小的肤色丘疹，位于皮内，无明显毛囊开口或伴随的红斑，这些皮损肉眼看不太明显，通过触诊或对皮肤的侧光照更容易看清，挑挤白头粉刺，可见黄白色豆腐渣样内容物。黑头粉刺位于开放的毛囊口顶端，表现为圆顶状丘疹伴显著扩张的毛囊开口，开口被脱落的角蛋白填充，表面脂质部分氧化或黑色素沉积后呈现黑头样。粉刺如果不能得到及时的治疗，皮损加重后可形成直径1~5mm的炎性丘疹，顶端可有小脓疱，其中充满了无菌性白色脓液；继续发展可在更深位置形成大小不等的暗红色结节或囊肿，轻压有波动感，经久不愈可化脓形成脓肿，炎症明显时可有疼痛，破溃后常形成窦道和瘢痕。

痤疮的各种皮肤损害大小深浅不等，常以其中一二种损害为主，一般无明显自觉症状，炎症明显时可有疼痛。痤疮病程慢性，皮损可时轻时重，病情缓解后可遗留或多或少的色素沉着，重度痤疮愈后常有肥厚性或萎缩性瘢痕。在躯干上部还可见柔软、色素减退、皮肤松垂样的皮损。

有哪些特殊类型的痤疮？

日常生活中除了寻常型痤疮外还有一些痤疮临床表现特殊，一般由特殊人群、特定病因导致的痤疮，包括聚合性痤疮、暴发性痤疮、新生儿痤疮、机械性痤疮、药物性痤疮、化妆品痤疮、职业性痤疮等。

（1）聚合性痤疮　是痤疮较严重的类型之一，发病原因及发病机制与寻常痤疮相似，但免疫学因素可能更主要，机体对病原微生物高度敏感可能是致病原因之一。皮损特征为重度、暴发的结节囊肿型痤疮不伴全身症状表现；囊肿为多头囊肿（常为2个或3个头），通过深在窦道相连成较大脓肿、瘘管，愈合后留有凹陷性瘢痕或瘢痕疙瘩。这些顽固的皮损如果合并头皮蜂窝织炎、化脓性汗腺炎和藏毛窦，则称为毛囊闭锁四联征。本病病情顽固，可持续多年，全身症状轻微。

（2）暴发性痤疮　本病确切的病因和发病机制尚不清楚，有学者认为可能与痤疮丙酸杆菌的Ⅲ型或Ⅳ型变态反应有关。本病多见于13~16岁男性青少年，主要表现为突发的结节状、化脓性痤疮，伴有不同程度全身症状；全身症状可伴有高热、关节疼痛、溶骨性损害变等表现。本病对抗生素治疗效果不佳，而糖皮质激素可获得显著疗效；总体预后良好，留有骨病变后遗症者罕见。诊断标准详见表1。

表1　暴发性痤疮Karvonen诊断标准

主要标准：必须同时满足2条	①严重的结节囊肿性痤疮，急性发病 ②关节痛或严重的肌肉疼痛或两者兼有，至少1周
次要标准：满足任意2条	①发热，T ≥ 38℃，至少1周 ②外周血WBC>10 × 10^9/L或ESR ≥ 50mm/h或CRP ≥ 50mg/L ③疼痛部位的骨X线片发现骨溶解性损害或骨扫描发现摄入量增加

（3）新生儿痤疮　20%健康新生儿会发生新生儿痤疮，男婴多于女婴。皮疹多发生在出生后数天至4周以内。皮疹主要多分布在两颊，并跨过鼻梁，以丘疹和脓疱为主，多为一过性。

（4）婴儿痤疮　常在出生后3~4个月出现，包括从新生儿期迁延而来。皮损数目较多，炎性丘疹和脓疱常见，偶有结节和瘢痕，其病因可能与早熟的由性腺分泌的雄性素有关，男婴居多，可持续至5岁或更长。

（5）儿童期痤疮　多指2岁以后发生的皮损，也可由婴儿期痤疮迁延而来，男孩多见，大多有中、重度痤疮家族史。皮损表现以轻度痤疮居多，病程数周到数年不等。

（6）机械性痤疮　通常有特定的触发因素，例如衣领、胸罩肩带、帽子、头盔等机械摩擦或创伤可导致毛囊皮脂腺堵塞，导致粉刺，通常病程短暂。

（7）药物性痤疮　许多药物可能引起痤疮样皮疹，包括局部或全身用皮质类固醇、卤素类药物、锂剂、表皮生长因子受体抑制剂等。

（8）化妆品痤疮　使用含有引起粉刺成分的化妆品，如油基乳液、美发产品等可促进痤疮发生。随着我国对化妆品安全的监管力度加大，化妆品痤疮的发生已大为减少。

（9）职业性痤疮　由于职业接触使得皮肤接触、吸入或摄入煤焦油、氯代烃类化合物所引起的痤疮。

（10）高雄激素性痤疮　指多囊卵巢综合征性痤疮、月经前加重性痤疮、迟发性或持久性青春期后痤疮，亦可因先天性肾上腺皮质增生而发病，此类患者的血清睾酮明显增高，而雌二醇和黄体生成素明显降低。皮损多分布于面中部下1/3，可伴月经期不规律、肥胖、多毛、有显著的皮脂溢出、雄激素源性脱发等。

什么是反向性痤疮？

反向性痤疮又称化脓性汗腺炎、毛囊闭锁三联症。目前国外发病率在1%~4%之间，一般女性多发，是一组以反复发生疼痛性皮肤脓肿、窦道及瘢痕形成特征的慢性化脓性毛囊炎症。其病因和发病机制尚不清楚，目前认为本病的发生与遗传因素、毛囊改变、细菌感染、免疫因素、性激素水平、吸烟和肥胖等多种因素相关。

反向性痤疮皮损常发生在有终毛和大汗腺分布的皱褶部位，如腋窝、腹股沟、会阴部等，也可累及乳房褶、外生殖器、臀褶、臀部及颈项部。皮损表现为多孔的黑头粉刺，而后形成脓肿、窦道、瘘管、瘢痕挛缩以及继发皮肤肿瘤等。Hurley分级将皮损分为三级：Ⅰ级是脓肿形成，不伴窦道和瘢痕；Ⅱ级是一处或多处孤立的脓肿，伴窦道和瘢痕；Ⅲ级是融合的脓肿和窦道形成。治疗应依据皮损分级选择不同的治疗方案，主要治疗药物包括抗生素、维A酸类、激素、肿瘤坏死因子拮抗剂（TNF-α）、激光和手术治疗，其中最为有效的是TNF-α拮抗剂和手术治疗，但使用TNF-α拮抗剂治疗时，患者的风险与收益比仍需进一步评估。

职业性氯痤疮临床表现有什么特征？

导致职业性氯痤疮的化合物主要有多氯萘、多溴萘、多氯联苯、多溴联苯、多氯苯、多溴苯、多氯酚、聚氯乙烯热解物及某些氯代芳烃等，除皮肤接触外，吸入或摄入上述化合物均能导致氯痤疮。

氯痤疮可以在任何年龄，有接触史的人群中发生，常在接触部位或暴露部位（四肢伸侧、手背及面部）形成成片的毛囊性皮损，表现以黑头粉刺为主。

痤疮样皮疹有时是化学中毒较易察觉的征象之一，如多氯联苯中毒时皮肤出现的痤疮样皮疹，一旦遇此情况需要检查和处理全身中毒情况。根据平时职业中是否有氯化物的接触史，特有的临床表现及发病部位，参考工龄就可以对有机氯痤疮做出诊断。

预防氯痤疮最重要的手段就是加强职业防护，如治疗无效者，须考虑调换工作。而本身皮脂溢出明显或既往有较为严重的寻常痤疮患者，就不宜从事接触多氯苯、多氯萘、多氯酚及某些溴代芳烃化合物的工作。

哪些系统性疾病伴有痤疮样皮损表现？

痤疮不仅是一种皮肤病，也是一些系统疾病的临床外在表现之一，在某些情况下可能反映机体存在系统异常。目前发现与痤疮有关的综合征有多囊卵巢综合征（polycysticovary syndrome，PCOS）、脂溢-痤疮-多毛-雄激素源性脱发综合征（seborrhea-acne-hisutism-androgenetic alopecia syndrome，

SAHA综合征）、滑膜炎-痤疮-脓疱病-骨肥厚-骨炎综合征（synovitis-acne-pustulosis‐hyperostosis–osteitis syndrome，SAPHO综合征）、化脓性无菌性关节炎-坏疽性脓皮病-痤疮综合征（pyogenic sterile arthritis–pyoderma gangrenosum–acne syndrome，PAPA综合征）。

其他少见的痤疮相关综合征还有坏疽性脓皮病-痤疮-化脓性汗腺炎综合征（pyoderma gangrenosum–acne–suppurative hidradenitis syndrome，PASH综合征）、Apert综合征、毛囊闭锁四联征等。上述综合征中痤疮的形成反映了痤疮多方面的成因，一般针对原发病治疗后可改善痤疮样皮损。

（1）PCOS 主要特征为月经紊乱、多毛、痤疮、卵巢囊肿、不同程度的胰岛素抵抗以及黑棘皮病。PCOS是育龄期女性最常见的内分泌疾病之一，若发现痤疮合并以上症状，需要进行性激素化验和生殖系统B超等检查。

（2）SAHA综合征 SAHA综合征临床通常分为四型：家族型、卵巢型、肾上腺型、高催乳素血症型。临床表现为一系列雄激素功能过强的皮肤症状，可伴有痤疮、皮肤油腻、多毛、脱发、月经紊乱等雄激素过多的症状。可能是由于疾病导致雄激素水平增高或毛囊皮脂腺单位对正常水平血雄激素反应更为敏感。

（3）SAPHO综合征 多发于青中年，女性多见，是一种罕见的以骨关节及皮肤病变为特点的慢性复发性炎症性疾病，慢性复发性多灶性骨髓炎是本病的重要特征。掌跖脓疱病、脓疱性银屑病、重度痤疮等是本病的特征性皮损，约25%可出现严重的痤疮，如聚合性痤疮、暴发性痤疮及反向性痤疮等。

（4）PAPA综合征 是一种罕见的早发性常染色体显性遗传自身炎症性疾病。本病是CD2结合蛋白基因，也称PSTPIPI基因发生了错义突变所致。本病以关节症状最常见，其次是痤疮和坏疽性脓皮病。通常本病发生于1岁至青春期前，表现为复发性、无菌性小关节炎，长期严重的关节炎可导致关节损伤及畸形；青春期关节症状消退，大部分患者出现痤疮，表现为严重的结节囊肿性痤疮；与SAPHO综合征临床表现存在重叠。

不同综合征患者均有相似的皮肤表现，如痤疮、脱发、多毛，提示激素（如雄激素、胰岛素和催乳素等）的相互作用和共同的终末信号通路在痤疮发病的作用。另一方面，同一综合征患者不同的皮肤表现与其对激素作用的敏感性或炎症反应程度不同相关。因此，在临床中对严重的、迟发的、伴发其他症状（如多毛、脱发、高血糖）的女性痤疮患者，要排除SAHA、PCOS和HAIR-AN综合征。而痤疮伴骨关节症状或其他中性粒细胞性皮病的患者，应考虑SAPHO、PAPA或PASH综合征的可能。

为什么痤疮会出现脓头？

痤疮脓头常见于痤疮的中后期，即炎性反应期。通常提示有细菌感染，如痤疮丙酸杆菌、金黄色葡萄球菌、表皮葡萄球菌等。例如，痤疮丙酸杆菌可产生蛋白酶等物质激化炎症反应，并能分解皮脂形成游离脂肪酸刺激毛囊，进一步加重炎症反应，造成毛囊漏斗部角化而形成痤疮；同时，这些蛋白酶可以刺激皮脂腺分泌过多，皮脂腺排出不畅，更加利于细菌的繁殖，故出现炎症反应的加重，此时皮损表现为脓头、脓疱。

为什么痤疮会产生瘢痕？

痤疮炎症可延伸到真皮，在非炎症阶段只有粉刺，没有瘢痕。一旦非炎症性病变进展成炎症性病变时，创伤愈合机制就会被激活。如果炎症范围大而深，扩散至深层真皮时仍未得到治疗，则会产生瘢痕。痤疮瘢痕的产生与痤疮的治疗情况、炎症反应及遗传因素等有关。相较于女性，男性罹患痤疮后瘢痕的发生率更高。一般萎缩性瘢痕多发生于面部，增生性瘢痕及瘢痕疙瘩多发生在胸背部。

痤疮瘢痕的产生与遗传，炎症反应和痤疮的治疗情况等因素有关。相较于女性，男性罹患痤疮后瘢痕的发生率更高。一般萎缩性瘢痕多发生于面部，增生性瘢痕及瘢痕疙瘩多发生在胸、背部。

（1）痤疮瘢痕产生与遗传、体质有关　部分患者在雄激素受体基因

CAG重复序列长短、C/C纯合子和C等位基因的频率分布及上皮黏蛋白基因等方面凸显与重度痤疮的紧密相关性，尤其结节囊肿型痤疮几乎都会留下瘢痕。因此找到重度痤疮相关基因可在一定程度上阻止重度痤疮的发生。

（2）炎症反应是痤疮瘢痕产生的重要因素　组织修复过程中，过度的免疫反应是造成瘢痕的重要因素。无痤疮瘢痕倾向者主要发生非特异性免疫反应，早期炎症剧烈，且随着皮损消退而消退。相反，在瘢痕倾向者中特异性免疫反应占主导地位，这种特异性免疫反应在皮损早期较弱，而皮损消退期显著增强，所以早期局部的抗感染治疗将有助于有瘢痕倾向的患者预防瘢痕形成。Ⅲ型痤疮丙酸杆菌是重度痤疮炎症反应的主要生物型，与痤疮瘢痕的形成关系密切。痤疮丙酸杆菌通过调节基质金属蛋白酶（matrix metalloproteinase，MMP）的表达参与痤疮瘢痕产生。MMP抑制物与MMP比例的平衡与否决定着瘢痕的类型，这个比例不充分则导致胶原纤维的沉积和减少，形成萎缩性瘢痕，太强烈则会导致纤维组织形成结节，最终形成增生性瘢痕。

（3）痤疮瘢痕的产生与治疗时机、治疗规范与否有关　炎症是导致痤疮瘢痕产生的最重要原因，痤疮炎症的控制需要一定时间，治疗剂量不足、疗程过短都会导致炎症反应未得到有效控制，进而产生瘢痕。部分患者强行挑除、挤压，不仅没有消除病灶，反而增加了炎症，再加之患者本身瘢痕体质，促进了瘢痕的形成。很多人误以为痤疮可以"自愈"放弃了早期治疗，直至病程进展到结节囊肿型，致使遗留瘢痕的风险大为提高，因此早期、规范地治疗对于减少瘢痕尤为重要。

寻常痤疮有哪些后遗皮损？

寻常痤疮的后遗皮损主要表现为痘印、痘坑及痘疤。个别患者可能存在一种以上类型的瘢痕，其产生主要与胶原纤维有关。目前有多种物理或化学治疗方法可在一定程度上有效改善痤疮瘢痕。

（1）黄斑性瘢痕　即红色"痘印"和色素沉着斑。痤疮后红斑的产生与止血后的血管舒张和红细胞生成有关。色素沉着则是皮肤炎症引起皮肤局部组织氧自由基功能异常，使局部的巯基（–SH）遭到破坏，造成酪氨酸酶出现相应变化，局部聚集黑色素而形成。因此，大部分以炎性丘疹为主的痤疮治愈后常遗留有色素沉着，且炎症反应越重，损伤部位越深，遗留的色素沉着就越明显。一般这种类型"痘印"不需特别治疗，多在6~9个月后可自行消退。

（2）凹陷性瘢痕　即"痘坑"，是最常见的痤疮瘢痕类型，主要是由于真皮中胶原的破坏和丢失所导致，表现为皮肤凹陷。皮肤病理显示表皮的萎缩性瘢痕主要是由于角蛋白堆积在毛囊口和多通道神经束所致；而真皮的萎缩性瘢痕可见真皮厚度的降低和毛囊皮脂腺单位的减少，真皮中可见炎细胞渗透，而整个真皮中可见胶原纤维的不足。常见的凹陷性瘢痕可分呈冰锥状、深或浅厢车状瘢痕及滚动状瘢痕、线状瘢痕和脂肪萎缩性瘢痕。

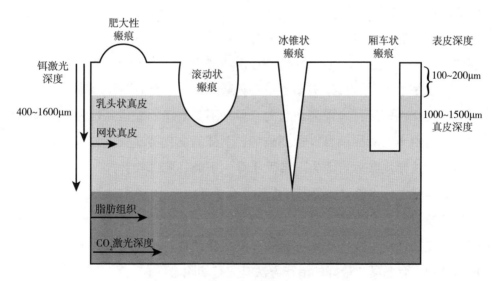

图1　部分类型痤疮瘢痕的深度示意图

①冰锥型瘢痕：面颊部冰锥型瘢痕发生率可达60%~70%。通常窄（直径<2mm）而深，其开口较小，边缘陡峭，边界清楚的瘢痕束可延伸至真皮深层及皮下组织，可发展为滚动型或厢车型瘢痕。

②厢车型瘢痕：厢车型瘢痕发生率在20%~30%，其基底比冰锥型瘢痕

更宽，并不向深处逐渐变窄。这些圆形或椭圆形皮肤凹陷边缘陡峭锐利，似垂直墙壁，深度可浅（<0.5mm）可深（>0.5mm），直径通常1.5~4.0mm。

③滚动型瘢痕：滚动型瘢痕发生率在15%~25%，可呈环状或线状，通常比冰锥型瘢痕更宽（直径4~5mm）更浅，边缘缓和，在其他方面外观正常的皮肤上可产生一种波浪状外观，主要是由于真皮与皮下组织的纤维组织牵拉导致。

（3）隆起性瘢痕　即"痘疤"，包括肥大性瘢痕、瘢痕疙瘩、丘疹性瘢痕及桥状瘢痕和窦道。多见于男性，常发生在下颌、胸部、肩部及三角肌处。主要是由于过量的胶原纤维沉积、胶原酶活性降低导致。

①肥大性瘢痕：通常由于痤疮结节、囊肿破溃后而形成的隆起性瘢痕，通常不会显著超出伤口区域，虽然早期可以出现鲜亮红色瘢痕疙瘩和痛痒等症状，但是1年后一般会呈现萎缩，色泽变暗，甚至成为皮色，症状也逐渐减轻或消失。

②瘢痕疙瘩：多好发于颈、胸背、耳垂，累及范围远超过原先损伤的部位；皮损持续生长，则表面常表现为鲜亮红色，痛痒等症状明显。总体上，增生性瘢痕的治疗较困难，疗效也不甚满意；瘢痕疙瘩治疗复发率较高。

③丘疹性瘢痕：表现为凸起的，但并不是真正的丘疹。这种皮肤损害的产生是由于毛囊周围真皮遭到破坏，下部真皮支持缺失，表现为袋状隆起，一般拉紧皮肤后可消失。常见于鼻、下颌、胸部和背部，是最难治疗的瘢痕类型之一，通常需要多种模式联合治疗。

④桥状瘢痕和窦道：常发生于严重的瘢痕愈合后，表现为纤维条带覆盖瘢痕皮肤，或上皮连接在一起的多发线状瘢痕。桥状瘢痕和窦道内常含皮脂产物，有恶臭。最好的治疗方法是完整切除。

痤疮患者需要检测性激素水平吗？

虽然大部分痤疮患者性激素水平并无明显异常，但对于在青春期前儿童出现痤疮伴随早发性腋臭、腋毛或阴毛生长过快、骨龄超前、性早熟患儿；及女性青春期后痤疮患者，临床表现如有月经稀发、多毛、雄激素源性脱发、不孕、多囊卵巢、阴蒂增大和躯干性肥胖时需做性激素相关检测。这种检测主要针对有高雄激素病史或临床表现的患者。

内分泌评估一般仅用于特定病例，经典的性激素筛查项目包括游离睾酮、总睾酮、脱氢表雄酮、雄烯二酮、促黄体生成素、尿促卵泡素。催乳素、雌激素、孕激素、生长激素、胰岛素、类胰岛素生长因子、脂质水平、性激素球结合蛋白、游离17-β-羟化类固醇、游离雄激素指数等指标一般在严重的痤疮患者中也可出现异常。对于有可疑雄激素过多症状和体征的患者还应检测血清皮质醇水平，具体检测结果应由内分泌科医师进一步评估。

痤疮患者需要做卵巢B超吗？

痤疮是成年女性就诊皮肤科的常见原因之一，同时它可能是潜在内分泌疾病的重要标志。女性青春期后痤疮的形成除了与毛囊皮脂腺导管角化异常、细菌过度滋生、免疫学因素等有关外，还与血清中过高的雄激素水平密切相关，皮肤组织局部类固醇受体可以与过量的雄激素相互作用，从而产生痤疮。而雄激素也可影响到皮肤以外的内分泌器官——卵巢。

青春期后痤疮与多囊卵巢综合征（PCOS）的内分泌特征具有一定的相关性。PCOS是一种生殖功能障碍与代谢异常并存的内分泌紊乱综合征，临床表现包括月经失调、不孕、多毛、肥胖、黑棘皮症等，痤疮也是PCOS临床表现之一，其中油脂性皮肤及出现痤疮的PCOS患者约占1/3。由于PCOS与女性青春期后痤疮在病因、发病机制、临床特点等各方面存在内在相关性，因此对于女性青春期后痤疮，且伴有其他高雄激素表现的患者须警惕PCOS的发生，为明确诊断需要做卵巢B超检查。

如何鉴别寻常痤疮与脂溢性皮炎？

脂溢性皮炎又称脂溢性湿疹，是发生于皮脂溢出部位的一种慢性炎性皮肤病。因其发病机制、发病年龄、发病部位与痤疮相似，因此在临床上有必要鉴别。

（1）病因　脂溢性皮炎发病原因尚未清楚。可能由于遗传性皮脂分泌增多，导致糠秕孢子菌大量繁殖，致使皮肤原有的微生态环境发生变化，使得游离脂肪酸比例增加而发病。此外，精神因素、饮食偏好、维生素B族缺乏、嗜酒等均可不同程度地影响本病的发生和发展。寻常痤疮主要与雄激素刺激皮脂腺分泌皮脂过多，为痤疮丙酸杆菌增殖提供丰富物质条件及毛囊皮脂腺导管过度角化有关。

（2）临床特征　脂溢性皮炎可发生于各年龄段，以青年人及新生儿居多。寻常痤疮虽然也会发生于上述人群，但仍以青年人为主，新生儿则多发生于男婴。脂溢性皮炎和寻常痤疮均好发于皮脂溢出较多的部位，如面、胸、背部等，但区别在于脂溢性皮炎可累及头皮，而寻常痤疮一般不累及头皮。

头皮部位的脂溢性头皮炎表现为鳞屑型和结痂型。鳞屑型常呈红斑或红色毛囊丘疹，并有小片糠秕状脱屑，头发干燥、细软或脱落。结痂型多见于肥胖者，头皮厚积片状、油腻性黄色或棕色痂，痂下炎症明显，间有不同程度的糜烂、渗出。新生儿脂溢性皮炎，皮屑多呈灰黄色、黄褐色的油腻性鳞屑或痂皮，一般无全身症状，可在1个月内渐愈。面部脂溢性皮炎常由头皮蔓延而来，以前额、眼睑、鼻唇沟为重，表面覆有油腻性鳞屑或痂皮，可出现湿疹样表现，伴不同程度的瘙痒；男性胡须部除可表现为片状油腻性鳞屑形红斑外，常伴发毛囊炎。本病发病缓慢，可反复发作。痤疮多表现为皮脂溢出部位的毛囊性的粉刺、丘疹、脓疱，重度痤疮可表现为结节、囊肿。

（3）皮肤病理　脂溢性皮炎表现为炎症刺激下的表皮过度增殖，表皮结构紊乱。寻常痤疮则表现为毛囊皮脂腺的慢性炎症。在皮肤镜下，脂溢性皮炎表现为红色或黄红色背景，灶性分布的非典型血管或线性分支状血管，毛囊周围黄红色油滴状晕。

（4）病程衍变和治疗结果　新生儿脂溢性皮炎、新生儿痤疮多数可自愈，而青年人的脂溢性皮炎多与糠秕孢子菌有关。唑类抗真菌药物被证实是抑制糠秕孢子菌生长最有效的一类药物，而酮康唑又是唑类中抗真菌活力最强的药物，因而成为治疗头皮脂溢性皮炎的一线外用抗真菌药。寻常痤疮虽然在一定程度上可以自愈，但由于炎症伴随其发病全过程，如早期治疗不及时或治疗不当，后期易产生瘢痕，因此需早期、及时、规范地治疗。

如何鉴别寻常痤疮与玫瑰痤疮？

玫瑰痤疮和寻常痤疮，"二字"之差，实则"差之千里"。玫瑰痤疮曾被称为"酒渣鼻"，但现代观点认为"酒渣鼻"概念有欠准确。玫瑰痤疮是在一定遗传背景基础上，由多种因素诱发的以免疫异常激活和血管异常为主导的慢性炎症性疾病。其基本类型包括红斑毛细血管扩张型、丘疹脓疱型、鼻赘型和眼型，是一种综合征或谱性疾病，在临床上容易与寻常痤疮相混淆。二者区别要点如下。

（1）发病人群　玫瑰痤疮好发于30~50岁人群，尤其易发于浅肤色人群。寻常痤疮则好发于青春期人群。发病率方面较寻常痤疮（8.1%）低。

（2）发病病因　玫瑰痤疮和寻常痤疮虽然都与微生物感染、皮肤屏障功能障碍有关。玫瑰痤疮更强调与天然免疫功能异常、神经免疫相互作用、神经脉管调节功能异常有关；而寻常痤疮更侧重于由雄激素水平异常而刺激皮脂腺过多分泌。

（3）临床特征　玫瑰痤疮皮损表现以面中部潮红或持久性红斑、毛细血管扩张为特征，皮肤会感到烧灼、刺痛、干燥。寻常痤疮最显著的特征是痤疮有粉刺，多发生于皮脂溢出部位，多数患者没有明显的自觉症状，如发生炎症性丘疹、结节、囊肿时会有局部疼痛感。此外，玫瑰痤疮存在多种变异型，这些变异型包括肉芽肿型、激素诱导型、面部脓皮病（暴发性酒渣鼻）、肉芽肿性口周围皮炎（主要见于儿童）等，这反映其临床表现的复杂性及多样性。更重要的是，越来越多的研究显示，玫瑰痤疮容易合并高血压、代谢性疾病、心血管性疾病、胃食管反流病、帕金森病等，反映其是一种系统性疾病，而寻常痤疮则是一种毛囊皮脂腺单位的慢性炎症。

（4）加重因素　玫瑰痤疮多在日光照射、饮用热饮、食用辛辣食物、饮酒、情绪激动（例如生气、愤怒）后导致病情加重，而痤疮则不然。

如何鉴别寻常痤疮和糠秕孢子菌性毛囊炎？

糠秕孢子菌毛囊炎和痤疮均为毛囊的炎症，因此二者在皮损形态表现上十分相似，可表现为毛囊性丘疹、脓疱，临床上容易混淆。用于区分二者的方法主要有如下方法。

（1）致病菌种　糠秕孢子菌性毛囊炎是由糠秕孢子菌引起的毛囊性皮肤真菌病，其发病机制主要是由于糠秕孢子菌在毛囊内大量繁殖导致毛囊导管阻塞，进而扩张、破裂，使得毛囊内容物释入组织而产生炎症。痤疮的发病主要与痤疮丙酸杆菌增殖有关。前者真菌镜检可见圆形或卵圆形带厚壁的成堆孢子或香蕉状菌丝；真菌培养可在含油培养基中培养出来；皮肤病理切片后PAS染色，可在扩大的毛囊腔内见到大量圆形或卵圆形芽生孢子。痤疮丙酸杆菌可用伍德灯检查，呈橘红色荧光。但由于这两种菌种均可在正常皮肤表面定植，因此检测结果阳性并不能完全确定其致病性，反之，阴性结果更有诊断意义，可排除相关菌种感染。

（2）诱发因素　糠秕孢子菌性毛囊炎易发生于生活在湿热环境及长期服用糖皮质激素、广谱抗生素及免疫抑制剂的人群，夏季加重。痤疮诱发原因则较为复杂，一般与湿热环境及季节无明显相关性。

（3）皮损表现　糠秕孢子菌性毛囊炎病损表现单一，呈毛囊性丘疹和脓疱，好发于胸部、背部和肩部，少见于前臂、小腿和面部；多呈对称分布；自觉有不同程度瘙痒，常伴有灼热和刺痛感。痤疮表现多样，可表现为黑白头粉刺、丘疹、脓疱、结节、囊肿；多见于皮脂腺丰富的部位。

（4）对治疗的反应　由于糠秕孢子菌性毛囊炎是由于真菌所致，且侵犯毛囊位置较深，因此对痤疮相关治疗不敏感，需系统口服伊曲康唑、氟康唑，或外用酮康唑乳膏、二硫化硒洗剂等抗真菌药物后可愈。

如何鉴别诊断寻常痤疮与颜面播散性粟粒性狼疮？

颜面播散性粟粒性狼疮（LMDF）是一种少见的以红褐色丘疹、结节为基本损害的慢性炎症性皮肤病，好发于20~40岁中青年患者的面部，尤其是男性。关于本病病因和发病机制尚不明确，目前认为可能与结核杆菌感染、异物的变化性肉芽肿反应、自身免疫系统的异常有关。LMDF目前比较明确的发病机制是毛囊皮脂腺的坏死性肉芽肿样反应。最新的一项研究还发现LMDF患者的皮损中均可分离出大量的痤疮丙酸杆菌的基因，进而推测该病的发病机制可能是由于痤疮丙酸杆菌通过破坏的毛囊皮脂腺进入真皮引起组织化脓以及肉芽肿反应。

典型的LMDF好发于颜面部，尤以颊部、鼻部、下眼睑等处最为常见，呈对称分布。皮损特征为粟粒至绿豆大的红褐色半球形或扁平的丘疹、结节。结节呈淡红色或浅褐色，表面光滑，质地柔软，通常无明显自觉症状。结节可分批出现，也可孤立散发，还可集簇发生。本病皮损与痤疮鉴别的要点是用玻璃片压诊，LMDF可呈苹果酱色。LMDF病程较长，结节可持续数月至数年，少数患者皮损可自行消退，但消退后常会留有萎缩性凹陷性瘢痕，愈后一般不复发。此外，通过皮肤病理检查也可鉴别LDMF与痤疮，LMDF典型病理特征为肉芽肿反应，先后可经历结核样肉芽肿反应期、嗜中性粒细胞浸润期、干酪样坏死期及混合的结核样肉芽肿反应期。LMDF皮肤镜下呈现为凸起皮损的血管结构以及毛囊角栓，此特征可与痤疮进行鉴别；也可以用于鉴别结节病、痤疮等。

如何鉴别寻常痤疮和结节性硬化症？

结节性硬化症（tuberous sclerosis complex，TSC）是由于TSC1或TSC2基因突变导致的常染色体显性遗传的神经皮肤综合征，发病率在1/30000~

1/300333，常累及全身多个脏器（可以使脑、周围神经、皮肤、肾等多个器官受累），临床主要的特征为面部皮脂腺瘤、癫痫发作及智能的减退。一般符合2个主要的特征，或者1个主要的特征加上2个次要的特征者即可确诊。结节性硬化症的临床表现和痤疮十分相似，尤其是皮脂腺瘤，它的表现也是面部出现的粟粒大小的丘疹，所以有必要要鉴别。

（1）TSC的主要特征　①Pringle皮脂腺瘤，其组织病理是一种血管纤维瘤，75%的患者有此特征，常出现于3~10岁之间，到青春期后更广泛。表现为坚韧、散在、黄色的毛细血管扩张性丘疹，直径1~10mm，从鼻唇沟延伸至颊下颈部；②色素脱失斑（≥3个）；③非外伤性指（趾）甲或甲周纤维瘤；④鲨革样皮疹（结缔组织痣）；⑤皮质结节；⑥多发性视网膜错构瘤结节；⑦单个或多发的心脏横纹肌瘤；⑧室管膜下结节；⑨室管膜下巨细胞星形细胞瘤；⑩肾血管平滑肌瘤；⑪肺淋巴管性肌瘤病。

（2）TSC的次要特征　①多发性、随机分布的牙釉质凹陷；②骨囊肿；③错构瘤性直肠息肉；④脑白质放射状移行束；⑤视网膜色素缺失斑；⑥多发性肾囊肿；⑦Confetti皮损；⑧牙龈纤维瘤；⑨非肾性错构瘤。

（3）鉴别要点　主要是与面部的皮脂腺瘤相鉴别，临床上TSC多伴有遗传、系统损害，一般易于诊断，必要时还可结合皮肤病理。TSC典型的脑组织形态学特点为气球样细胞伴或不伴形态异常的神经元，可伴有钙化灶。在ⅡB型局灶性皮质发育不良中也可见到特征性的形态异常神经元及气球样细胞的存在，临床上需结合巢蛋白、波形蛋白、SMI32R、胶质纤维酸性蛋白等免疫组化、影像及病史等综合判断。

治疗篇

◆ 新版《中国痤疮治疗指南》有哪些亮点?

◆ 治疗痤疮，国内外有什么不同?

◆ 治疗痤疮，患者须注意什么?

◆ 不同严重程度的痤疮治疗方法一样吗?

◆ 不同部位的痤疮治疗方法一样吗?

◆ ……

西医治疗

新版《中国痤疮治疗指南》有哪些亮点？

《中国痤疮治疗指南（2019修订版）》（以下简称《指南》）是由中国痤疮治疗指南专家组负责撰写的。该版本《指南》是在2008版及2014版《中国痤疮治疗指南》基础上，根据使用者反馈情况、国内外痤疮研究进展及专家经验修订而成。《指南》于2019年9月在《临床皮肤科杂志》发表，就痤疮的发病机制、痤疮的分级、痤疮的外用药物治疗、系统药物治疗、物理与化学治疗、特殊人群治疗、中医药治疗、维持治疗、联合与分级治疗、痤疮后遗症处理、患者教育与管理共11个部分做了详细论述，能够全面推动我国痤疮诊疗水平的稳步提升。

较之2008版及2014版的指南，新版《指南》有以下亮点。

（1）及时更新痤疮诊治的最新信息　例如，在痤疮的发病率方面，《指南》首次公布了中国人群痤疮的发病率数据为8.1%；在痤疮的发病机制当中，增加了IGF-1及胰岛素等其他激素在痤疮中的作用及痤疮后遗症发生的风险因素。

（2）依托临床经验和循证医学大胆创新　例如，在外用抗生素夫西地酸治疗痤疮的有效性方面，因为中国有较多的临床研究报道而将夫地西酸列入《指南》，但该药物未纳入国际《指南》。在某些抗生素药物应用方面，将四环素类药物应用年龄限制调整到与说明书一致，即从16岁调整到8岁，但临床上对于年龄较小的患者仍然建议试用四环素类的药物。在抗生素服用时间方面，国内《指南》建议口服抗生素不应超过8周，以避免耐药性及过多的不良反应发生。在抗雄激素治疗方面，国内《指南》首次增加了胰岛素增敏剂——二甲双胍的辅助治疗。在特殊人群的痤疮治疗方面，国内《指南》增加了儿童痤疮以及妊娠或哺乳期妇女痤疮的治疗指导建议。首次对痤疮后遗红斑、色素沉着及瘢痕等后遗症的处理给予建议。

总体来说，新版《指南》对痤疮的发病机制及治疗方面进行了较大篇幅的修改和调整，并采用国内循证医学依据，为痤疮的治疗做了明确、清晰的指导，这使得临床医师能够更加快速、精确地掌握痤疮治疗规范。同时《指南》首次发布了英文版《中国痤疮治疗指南》，进一步扩大了中国治疗痤疮的影响力。

治疗痤疮，国内外有什么不同？

近年来，国外分别发布了多个痤疮治疗指南，代表性的有《中国痤疮治疗指南（2019修订版）》、2016版《美国痤疮治疗指南》、2012版《欧洲痤疮治疗指南》、2009国际痤疮联盟发布的《国际痤疮指南》等。不同指南制定的出发点和侧重点不同，如国际痤疮联盟发布的《指南》侧重于介绍痤疮治疗方法的理论依据及联合治疗等方面循证分析；美国《指南》则强调个体药物或者物理化学治疗方法在痤疮治疗中的循证治疗；欧洲《指南》则侧重阐述痤疮分级及不同等级痤疮所适用的治疗方法。

总体上，国内外治疗痤疮原则基本是一致的，都基于目前最新的研究成果。中国皮肤科学在痤疮的发病机制和治疗上有很多领先于国外的地方。比如，在光动力疗法治疗痤疮上，国内的皮肤病学无论在机制研究还是临床使用上，均处于国际领先水平；在职业性痤疮的发病机制的研究上，国内的研究和国外相比也毫不逊色。并且，我国治疗痤疮还有中医特色，对于痤疮的治疗有独到的疗效。总结国内外治疗痤疮不同点如下。

（1）单独外用夫西地酸乳膏　夫西地酸乳膏是一种具有抗痤疮丙酸杆菌和抗炎双重作用的外用抗生素，首次纳入2014版《中国痤疮治疗指南》，但国外《指南》中并未收录该药。此外，国内外《指南》均不主张单独外用抗生素，推荐和过氧化苯甲酰或者异维A酸联合使用。欧洲《指南》特别强调了外用抗生素不能用于粉刺型痤疮的治疗。

（2）外用药物的不同　20%壬二酸、5%氨苯砜均没有纳入国内《指南》，但在国际及欧美《指南》中均作为轻、中度痤疮的备选治疗药。美国《指南》指出，20%壬二酸适用于治疗敏感性皮肤及Fitzpatrick分型Ⅳ型以上皮肤病；2016版美国《指南》首次将外用5%氨苯砜作为A级推荐成为治疗轻度痤疮备选治疗方案，尤其是成人女性痤疮。二硫化硒、水杨酸及硫黄类药物，纳入国内《指南》，但美国《指南》经过循证研究后认为硫黄尚未获得足够证据支持。美国《指南》将水杨酸作为治疗痤疮的B级推荐，国际《指南》将其作为治疗轻、中度痤疮的备选药物，但欧洲《指南》并未载入水杨酸。

（3）异维A酸应用方案　口服异维A酸的适应证为重度痤疮或者经其他疗法效果不佳的痤疮，在各个《指南》中均作为重度痤疮的首选治疗方案。近年研究发现，小剂量异维A酸可以获得满意疗效并且不良反应可以大幅下降，患者依从性明显增加。因此，国内《指南》推荐口服异维A酸起始剂量为（0.25~0.5）mg/（kg·d）；累积剂量不小于60mg/kg，疗程视皮损消退的情况及药物服用剂量而定，通常不应少于16周。此外，国内《指南》未对服用异维A酸期间要求定期监测各类生化指标，但建议血脂异常及肝病患者慎用。

（4）系统应用抗生素不同　国内外《指南》中均将四环素类抗生素作为首选药物，而大环内酯类抗生素作为次选。欧洲《指南》推荐多西环素为一线治疗药物，而美国《指南》更倾向米诺环素。治疗疗程上，国际《指南》及美国《指南》均建议不超过12周，国内《指南》建议为6~8周。

（5）中医中药治疗　痤疮的中医中药治疗是中国独具特色。在《指南》中，不仅对痤疮的辨证论治内治作了推荐，还就中药湿敷、中药面膜、耳穴贴压、耳尖点刺放血、针灸、火针、刺络拔罐等外治法作了推荐。

总之，不同指南由于国家和地区气候环境、饮食习惯等差异性等因素，均难以全面概括痤疮的治疗方案，因此，尽可能多地了解不同国家和地区的痤疮指南，有助于更加全面掌握痤疮的研究进展，用于临床上个性化精准地治疗患者。

治疗痤疮，患者须注意什么？

痤疮不仅影响患者外观容貌，甚至对患者的社交、就业、心理等都有不同程度影响。面对镜子里满脸的痤疮，许多患者都焦急不已，追求"特效药"。

患者们追求见效快、安全、无副作用，并且便捷、价廉，服用后能一劳永逸，不再复发的痤疮治疗方法。而事实上，痤疮的发病不仅与内分泌有关，还与遗传、职业、生活习惯等息息相关。因此，痤疮的治疗既需要医生的治疗，患者的配合也十分重要。痤疮的病因复杂，病程长，因此，树立科学治疗观、合理期待尤为重要。

（1）早治　不少痤疮患者在早期出现痤疮时，误以为痤疮可以不治而愈而延误治疗。医学研究已证实痤疮早期施以治疗不仅有助于其尽早恢复，还可有效避免瘢痕产生，尤其是有家族史者。还有部分患者因为担心药物或手术等的不良反应及风险而拒绝或恐惧治疗。事实上，虽然药物可能存在不良反应，手术存在风险，但是在医生的指导下科学治疗，能最大限度地避免或杜绝相关不良反应和风险，特别是在微粉刺阶段早期施以处理，可避免进一步发展成肉眼粉刺。例如，系统应用维A酸类药物虽然有致畸胎副作用，但是该副作用主要体现在女性患者身上，如果女性患者在服药后3个月内严格避孕，则可有效地避免不良反应。因此，治疗痤疮务必要趁早，切不可任其肆意发展。

（2）坚持　不同严重程度的痤疮治疗周期不同，尤其是重度痤疮、痤疮瘢痕及痤疮相关综合征等，由于需要系统药物治疗或激光手术等，比轻、中度痤疮，起效时间慢、治疗周期长、手术治疗次数多。部分患者因为不能耐受药物的不良反应而终止治疗，进而导致治疗失败、痤疮复发。例如，外用维A酸类药物，可能会出现皮肤红斑、灼痛、脱屑等刺激性反应，但是研究发现，在治疗早期虽然会出现如局部红斑、脱屑、紧绷和烧灼感，但随着使用时间延长，这些不适可逐渐消失。可以采用低浓度或小范围使用，每晚1次，避光外用。因此，在治疗上务必要坚持到底，切不可急于求成、半途而废。

（3）良习　患者"个性化"的生活习惯与痤疮的发生、发展、转归密切相关。个体遗传基因虽然不能改变，但是个体的饮食、药物、接触物、睡眠及日常使用的洁肤、护肤、彩妆产品，及就诊机构等都是患者能够选择和掌控的，例如，避免高糖饮食、使用温水洁面品等。因此，科学护肤、合理安排生活起居对于防治痤疮有重要意义。

不同严重程度的痤疮治疗方法一样吗？

痤疮分级是痤疮治疗及疗效评价的重要依据。2019版《中国痤疮治疗指南》中将痤疮分级如下。

（1）Ⅰ级痤疮治疗　主要采用局部治疗。首选外用维A酸类药物，必要时可加用过氧化苯甲酰或水杨酸等以提高疗效。一些具有角质剥脱、溶解粉刺、抑制皮脂分泌和抗菌等作用的功效性护肤品也可作为辅助治疗手段。同时可以采用粉刺去除术等物理疗法。

（2）Ⅱ级痤疮治疗　通常在外用维A酸类药物治疗的基础上，联合过氧化苯甲酰或其他外用抗菌药物。为避免局部不良反应，维A酸类药物联合过氧化苯甲酰治疗时，可隔日使用一种药物或两种药物早、晚交替使用。局部治疗效果不佳者可增加使用口服抗生素，或加上蓝光照射、化学剥脱疗法等治疗方法。

（3）Ⅲ级痤疮治疗　这类患者常采用联合治疗方法，其中系统使用抗生素是基础治疗的方法之一，要保证足够的疗程。推荐口服抗生素，外用维A酸类药物、过氧化苯甲酰或其他抗菌药物。对有适应证并有避孕要求的女性患者可选择抗雄激素药物治疗，个别女性患者可考虑口服抗雄激素药物联合抗生素治疗。其他治疗方法（如红、蓝光及光动力疗法等）也可联合应用。效果不佳者可单独口服异维A酸治疗，也可同时外用过氧化苯甲酰。对系统应用抗生素超过2个月者，加用过氧化苯甲酰这类不引起细菌耐药的抗菌剂很有必要，可防止和减少耐药性的产生。

（4）Ⅳ级痤疮治疗　口服异维A酸是治疗Ⅳ级痤疮一线治疗方法。对炎性丘疹和脓疱较多者，也可先采用系统应用抗生素和外用过氧化苯甲酰联合治疗，待炎症改善后改用口服异维A酸治疗，目前无循证医学证据支持口服异维A酸联合抗生素治疗。也可同时使用上述Ⅲ级痤疮治疗方案中介绍的各种联合治疗的方法。

任何一种痤疮治疗方法都难以全面有效覆盖痤疮发病机制的所有环节，多种治疗方法的联合使用至关重要。这不仅是外用药与系统治疗、物理治疗之间的联合，也包括中医与西医之间的联合治疗。尤其是在青少年中、重度痤疮治疗方面，受到维A酸类等药物副作用的限制，中医汤药与火针、拔罐、针灸等外治相结合，不仅可以显著增加药物疗效，还可以降低或避免不良反应。

不同部位的痤疮治疗方法一样吗？

颊部、下颌、胸、背部痤疮，容易形成瘢痕，轻则留下色素沉着或萎缩性瘢痕，重者破溃形成增生性瘢痕或窦道。因此这些部位的痤疮应早期积极治疗，预防瘢痕产生。在使用有创治疗，如微针、点阵剥脱性激光等治疗时，需注意结合患者体质及治疗反应，评估产生继发性瘢痕的风险。

不同部位的皮肤厚度及光暴露程度不同，因此药物的透皮吸收程度、副作用发生概率有差异。面部由于处于暴露部位，且皮肤较为薄嫩，外用维A酸类药物容易产生红斑、刺痛、脱屑等症状，在外用药物时需注意避光防晒，外用维A酸类药物时，需注意药物浓度由低至高，剂量由少至多逐渐递增原则。躯干部位发生外用药的刺激反应概率较面部小，但仍需注意大面积外用药的副作用，尤其是皮肤屏障的修护。

黑头粉刺及白头粉刺用什么方法治疗效果好？

黑头、白头粉刺的产生主要是由于"毛孔堵塞"，因此，具有角质剥脱、溶解角质作用的药物以及物理或化学治疗方法均可用于粉刺的治疗。不推荐口服和外用抗生素治疗。

粉刺为轻度（Ⅰ级），主要采用局部治疗。同时可以采用粉刺清除术，果酸、水杨酸换肤，黄金微针及中医药外治等方法。

如何快速缓解重度痤疮？

重度痤疮指结节、囊肿型痤疮，属于Ⅳ级痤疮，与痤疮瘢痕的产生密切相关。《指南》联合治疗中强调系统药物、外用药物及物理化学治疗方法间的联合使用，不推荐局部单一疗法和口服抗生素单一疗法。

《指南》中推荐重度痤疮治疗一线方案为单独口服异维A酸或联合过氧化苯甲酰或外用抗生素。炎症反应强烈者可先口服抗生素联合过氧化苯甲酰或外用抗生素后，再口服异维A酸。其次，二线推荐方案为口服抗生素联合外用维A酸类药物和（或）过氧化苯甲酰、光动力疗法、系统用糖皮质激素（聚合性痤疮早期可以和口服异维A酸联合使用）及中医药治疗。在上述指南推荐中，外治法较之系统治疗更高效、安全，特别适合不能耐受药物治疗或不愿意接受药物治疗的痤疮患者。火针、光动力治疗以其良好的疗效及安全性在临床中发挥着重要作用。

"痘印"有哪些治疗方法？

痤疮后期，皮疹消退后，常常遗留有红色斑和色素沉着，即俗称的"痘印"。这些痘印虽然可自然消退，但消退时间较长，给患者容貌造成较大困扰，严重影响患者的生活质量。因此，还需积极治疗痘印。

痘印治疗首要就是防晒，不论是红色的痘印还是色素沉着斑。其次，局部外用药治疗可以选用0.1%阿达帕林凝胶、2%氢醌霜等脱色剂。如果使用2~4周无反应，则推荐使用化学剥脱术治疗，一般6~8次可见效。如还不见效，可考虑更换剥脱剂或使用激光治疗。在激光选择方面，红斑首选脉冲染料激光，色素沉着斑首选YAG激光治疗。

中医学认为"面部痘斑，体内瘀块，有斑必有瘀，治斑不离血"。机体内分泌系统紊乱，会导致体内阴阳失衡，气血失调，血液循环障碍，血不能达于颜面营养肌肤，久之，皮肤中的黑色素不能随着人体的正常新陈代谢排出，则形成了痤疮愈后的色素沉着。中药面膜也能取得满意疗效，如以银耳汤混合增白散（白术、白及、白芷、白芍）或七白增白散（白术、白及、白芷、白芍、白蔹、白茯苓、珍珠），加入适量蛋清、蜂蜜、自选粉剂，调成糊状，涂敷于清洁后的面部，等待20分钟，最后洗净脸部，每周2~3次即可。如若能在上述步骤的基础上，加用热敷、穴位按摩、石膏倒模，利用石膏的发热性能（冷却、收缩的物理作用）及其消炎、增白之功效，能达到活血祛瘀、调节血管舒缩功能，增强皮肤渗透力，促进药物及营养成分的吸收，收缩毛孔、紧致肌肤，最终达到消除"痘印"的目的。

"痘坑"有哪些治疗方法？

"痘坑"可采用掩饰、化学剥脱术、皮肤瘢痕化学重建技术、微针、皮下分离手术、打孔切除技术、填充剂和自体脂肪移植、激光治疗等方法治疗。

（1）掩饰疗法　通过多样性滤光粉技术，采用"粉底"修饰肌肤高低不平的办法。适用于日常掩饰较为细小的瘢痕，经济、便捷，可救急解决"面子"问题。

（2）化学剥脱术　主要通过浅度的化学剥脱剂烧蚀表皮，随后表皮再生和真皮内胶原形成。一般适用于治疗色素沉着斑和轻度表浅的萎缩性瘢痕。

（3）皮肤瘢痕化学重建技术　利用腐蚀剂三氯乙酸的腐蚀作用，使表皮细胞的蛋白质、真皮乳头层至上部网状层真皮胶原坏死，从而促进胶原和黏多糖增生、重组，通过持续的胶原重塑，填充瘢痕组织。适用于冰锥状的瘢痕，对厢车状的瘢痕改善效果较小。该技术可以和铒激光、点阵二氧化碳激光或皮肤微针技术相结合，以增强效果和改善其他类型的瘢痕。

（4）微针　微针技术是通过使用带有微小针头的装置，在皮肤上产生表浅性损伤。从而刺激胶原蛋白和弹性蛋白增生。新一代的黄金射频微针，其针杆使用绝缘材质不导电，针尖使用导电材质可释放电，有效地刺激胶原增生。此外，黄金射频微针通过控制针头刺入深度，可覆盖更多类型的痘坑。

（5）皮下分离术　该技术是利用尖针造成瘢痕纤维带的切口，分离瘢痕表面与下方的韧带，使瘢痕凸起。该技术对部分冰锥状瘢痕或厢车状瘢痕有效，必须与其他治疗方法结合使用。

（6）打孔切除技术　打孔切除技术是治疗深凹陷性和较大面积的痤疮斑痕的技术。主要通过打孔抬高、打孔切除和缝合、打孔切除和移植技术来实现瘢痕的修复。基本原理是以不太明显的瘢痕代替突出明显的瘢痕。不适用于有伤口愈合不良病史，或者是有异常瘢痕病史的患者。

（7）填充剂和自体脂肪移植术　皮肤填充剂改善痤疮瘢痕主要是通过注射来完成。在萎缩性瘢痕中通过机械填充，刺激原始成纤维细胞产生胶原蛋白和纤维结缔组织等的沉积，从而达到填充效果。根据填充剂维持时间长短可分为暂时性、半永久性、永久性的三类。前两者可生物降解的半衰期范围广泛，而永久性填充物是不可生物降解的。代表物有透明质酸、胶原蛋白、聚左旋乳酸、羟基磷灰石钙、硅、聚丙烯酰胺、聚甲基丙烯酸A酯和甲基丙烯酸羟乙酯等，具体如下表（表2）所示。需要注意的是，妊娠期或哺乳期妇女、儿童和青少年、免疫紊乱的患者以及对填充物材料过敏和并发感染的患者不应该使用填充物。此外，还有自体脂肪移植、自体成纤维细胞移植等皮肤填充技术。脂肪移植并发症较多且高度依赖操作者的操作技术，限制了其在临床中的广泛应用。自体成纤维细胞移植是一个创新技术，副作用小且具有永久填充和低免疫原性的特点，具有较好的临床应用前景。

表2　常用痤疮萎缩性瘢痕填充剂

填充类别	填充剂	平均临床时效
临时	透明质酸和胶原蛋白	3~18个月
半永久性	聚左旋乳酸、羟基磷灰石钙	长达24个月
永久性	硅、聚丙烯酰胺、聚甲基丙烯酸A酯和甲基丙烯酸羟乙酯	即使不是终身，至少可以维持数年

（8）激光　激光皮肤表面重塑，应用包括切除性、非切除性和点阵切除技术。通过激光的光热效应诱导皮肤热变性后重塑。不同的激光设备及热损伤的方式，疗效评估时间和副作用差别比较大。可采用CO_2激光、点阵CO_2激光、YAG激光、脉冲染料激光等。

"痘疤"有哪些治疗方法？

肥大性瘢痕、瘢痕疙瘩、丘疹性瘢痕及桥状瘢痕和窦道等"痘疤"可采用糖皮质激素注射、细胞毒性药物注射、激光、手术切除等方式治疗。

（1）糖皮质激素　糖皮质激素具有抗增生作用，采用病灶内注射可适用于增生性瘢痕。常用药物有复方倍他米松、确炎舒松等中长效糖皮质激素。复方倍他米松注射一般3~4周治疗1次；确炎舒松注射一般7~10天治疗1次。注意注射有可能产生萎缩性瘢痕、色素减退等。

（2）细胞毒性药物　采用博来霉素、5-氟尿嘧啶、平阳霉素等病灶内局部注射。这可能与化疗药物抑制DNA合成，加速细胞分解坏死有关。

（3）激光　详见相关章节。该技术有产生色素沉着和瘢痕形成的风险。

（4）手术　对于桥状瘢痕或对糖皮质激素封闭治疗无反应的<3cm的增生性痘疤，可采用手术切除结合放疗等进行治疗。但该技术不适用于瘢痕体质者。

总之，针对不同类型的瘢痕应采用不同的治疗方法，首选无创治疗方法。其后，再选用有创治疗方法，注意各种治疗方法的联合应用。

治疗痤疮的外用抗生素药物有哪些?

具有抗痤疮丙酸杆菌和抗炎作用的抗生素可用于痤疮的治疗。常用的外用抗生素包括夫西地酸、克林霉素、氯霉素或克林霉素等。外用抗生素由于较少出现刺激反应，理论上适用于丘疹、脓疱等浅表性炎性痤疮皮损，但由于外用抗生素易诱导痤疮丙酸杆菌耐药，故不推荐作为抗菌药物的首选，不推荐单独或长期使用，建议和过氧化苯甲酰、维A酸类或者其他药物联合应用。

此外，中药外治可起到清热解毒，减轻炎症的作用，产生耐药性风险较低。常用的中成药有复方黄柏液、龙珠软膏等。马齿苋、紫花地丁、黄柏等水煎湿敷可用也于炎性丘疹、脓疱皮损。

外用维A酸类药物治疗痤疮的适应证和注意事项有哪些?

外用维A酸类药物具有调节表皮角质形成细胞分化、改善毛囊皮脂腺导管角化、溶解微粉刺和粉刺、抗炎的作用，还具有控制痤疮炎症后色素沉着和改善痤疮瘢痕等功效，和抗炎抗菌药物联合使用可以增加相关药物的皮肤渗透性。外用维A酸类药物是治疗轻度痤疮的单独一线用药，中度痤疮联合用药以及痤疮维持治疗的首选药物。

目前，常用的外用维A酸类药物包括：第一代维A酸类药物，如0.025%~0.1%全反式维A酸霜或凝胶和异维A酸凝胶；第三代维A酸类药物，如0.1%阿达帕林凝胶。阿达帕林在耐受性和安全性上优于全反式维A酸和异维A酸，对非炎症性皮损疗效优于全反式维A酸，可以作为外用维A酸类药物治疗痤疮的一线药物。外用维A酸类药物常会出现轻度皮肤刺激反应，如局部红斑、脱屑，出现紧绷和烧灼感，但随着使用时间延长可逐渐消失。建议涂药前先擦干皮肤上的水，低浓度或小范围使用，每晚1次，使用期间尽量避光，使用保湿产品修护皮肤屏障。

外用过氧化苯甲酰治疗痤疮的适应证是什么有哪些注意事项?

过氧化苯甲酰是一种过氧化物,外用后可缓慢释放出新生态氧和苯甲酸,具有杀灭痤疮丙酸杆菌、溶解粉刺及抑制皮脂分泌的作用。可配制成2.5%、5%和10%不同浓度的洗剂、乳剂或凝胶,主要用于轻、中度痤疮的外用治疗。少数敏感皮肤患者会出现轻度刺激反应,如引起皮肤瘙痒、红斑、丘疹等皮肤刺激症状,因此建议敏感性皮肤患者从低浓度及小范围开始试用。第一次使用时,可在耳后皮肤进行皮肤刺激性及过敏测试,使用时避免接触眼睛、口唇、鼻内等处黏膜。最初每天使用1次,如3日内皮肤没有干燥、脱屑、红斑的现象,则可增加至每日2次。如出现皮肤干燥、脱屑、红斑等情形,应该降低剂量。如果在使用过程中有不舒服的刺痛或者灼热感,可以用清水洗面清除,隔日再使用。

过氧化苯甲酰可以降低痤疮丙酸杆菌耐药的发生概率,如患者能耐受,可作为炎性痤疮的首选外用抗菌药物之一,即可以单独使用,也可联合外用维A酸类药物或外用抗生素。

二硫化硒、硫黄等能用于治疗痤疮吗?

2.5%二硫化硒洗剂具有抑制真菌、寄生虫及细菌的作用,可降低皮肤游离脂肪酸含量。用法为洁净皮肤后,将药液略加稀释均匀地涂布于脂溢显著的部位,3~5分钟后用清水清洗。

5%~10%硫黄洗剂和5%~10%的水杨酸乳膏或凝胶具有抑制痤疮丙酸杆菌和轻微剥脱及抗菌作用。外用抗菌、抗炎药物用法一般建议点涂于皮损处,而外用维A酸类药物由于具有抗微粉刺作用,建议在皮损处及痤疮好发部位同时应用,疗程通常需8~12周或更长。

外用壬二酸治疗痤疮的适应证是什么? 有哪些注意事项?

壬二酸又名杜鹃花酸,适用于轻、中度炎症性寻常痤疮的局部治疗。

壬二酸的抗菌作用与过氧化苯甲酰类似，能抑制痤疮丙酸杆菌生长，且几乎不发生耐药；此外，壬二酸能抑制中性粒细胞氧自由基的产生，故有一定的抗炎作用。临床剂型通常为20%的乳膏制剂，使用前应先清洗皮肤并擦干，再将本品在痤疮处涂抹成薄层，一日2次，早晚各1次，须用力涂搽，务使药物深入皮肤，涂后洗手。部分患者可以出现局部皮肤刺激，主要表现为红斑、瘙痒、鳞屑和烧灼感，发生率5%~10%，一般比较轻微和短暂，治疗后2~4周逐步消失。与普通的抗痤疮药相比，该药耐受良好。

外用水杨酸类药物治疗痤疮的适应证是什么？注意事项有哪些？

5%~10%水杨酸局部应用具有角质溶解作用，是一种角质软化剂，对粉刺有剥脱、溶解作用。同时，5%~10%水杨酸具有抑制痤疮丙酸杆菌的作用，故可用于治疗Ⅱ级寻常痤疮。部分患者使用后可有刺激感或出现接触性皮炎。大面积使用吸收后可出现水杨酸全身中毒症状，如头晕、神志模糊、精神错乱、呼吸急促、持续耳鸣、剧烈或持续头痛、刺痛。使用时应避免接触眼睛和其他黏膜（如口、鼻等）以及皮肤破溃处，用药部位如有烧灼感、红肿等情况应停药，并将局部药物洗净，必要时须向医师咨询。本品可经皮肤吸收，不宜长期使用，特别是年轻患者，以免吸收中毒。

系统治疗痤疮的药物有哪些？

（1）维A酸类药物　口服异维A酸具有显著抑制皮脂腺脂质分泌、调节毛囊皮脂腺导管角化、改善毛囊厌氧环境并减少痤疮丙酸杆菌繁殖、抗炎和预防瘢痕形成等作用。因其能作用于痤疮发病的4个关键病理生理环节，是目前最有效的抗痤疮药物，有明确适应证的痤疮患者宜尽早服用。

维A酸类药物适用于：①结节囊肿型痤疮；②其他治疗方法效果不理想的中、重度痤疮；③有瘢痕或有形成倾向的痤疮；④频繁复发的痤疮；

⑤痤疮伴皮脂溢出过多；⑥轻、中度痤疮但患者有快速疗效需求者；⑦痤疮患者伴有严重心理压力；⑧痤疮变异型如暴发性痤疮和聚合性痤疮，可在使用抗生素和糖皮质激素控制炎症反应后使用。异维A酸为维生素A衍生物，因其在人体内广泛的生物学活性，能产生类似于维生素A过多症的不良反应，但停药后绝大多数可以恢复，严重不良反应少见或罕见。最常见的不良反应主要是皮肤黏膜干燥，特别是口唇干燥。较少见肌肉骨骼疼痛、血脂升高、肝酶异常及眼睛受累等。

（2）抗生素类药物　痤疮丙酸杆菌在痤疮炎症反应中发挥重要作用，故针对痤疮丙酸杆菌的抗菌治疗是治疗痤疮，特别是中、重度痤疮常用的方法之一。但无论是外用或口服抗生素，均可能引起痤疮丙酸杆菌及非痤疮丙酸杆菌耐药，这是十分值得关注的问题。因此，规范抗菌药物的选择及疗程，或联合其他疗法，对提高疗效及预防耐药性十分重要。

抗生素类药物适用于：①中、重度痤疮患者首选的系统药物治疗；②重度痤疮患者，特别是炎症较重时早期阶段可先使用抗生素，再序贯使用异维A酸，或异维A酸疗效不明显时可以改用抗生素治疗；③痤疮变异型如暴发性痤疮和聚合性痤疮的早期治疗。抗生素治疗痤疮时应注意避免或减少耐药性的产生，同时注意药物的不良反应，包括较常见的胃肠道反应、药疹、肝损害、光敏反应、前庭受累（如头昏、眩晕）和良性颅内压增高症等。

临床常用的口服抗生素类药物包括：四环素类如多西环素、米诺环素等；大环内酯类如红霉素、阿奇霉素、克拉霉素等；其他如磺胺甲噁唑-甲氧苄啶（复方新诺明）等。

（3）激素类药物　包括抗雄激素类药物及糖皮质激素类药物。通过对性激素水平的调节及抗炎作用治疗痤疮。

治疗痤疮的口服抗生素药物有哪些？

针对痤疮丙酸杆菌及炎症反应选择具有抗菌和抗炎作用的抗菌药物是治疗中、重度及重度痤疮常用的系统治疗方法。规范抗菌药物治疗痤疮十分重要，不仅要保证疗效，更要关注耐药性的产生，防止滥用抗生素。在选择药物时需具备以下4个条件：①对痤疮丙酸杆菌敏感；②兼有非特异性抗炎作用；③药物分布在毛囊皮脂腺中浓度较高；④不良反应小。

按照上述条件应首选四环素类，如多西环素、米诺环素等，不能使用时可考虑选择大环内酯类，如红霉素、阿奇霉素、克拉霉素等。其他如磺胺甲噁唑-甲氧苄啶（复方新诺明）也可酌情使用，但不宜选择β-内酰胺类和喹诺酮类抗生素。四环素口服吸收差，耐药性高，而新一代四环素类药物如米诺环素、多西环素和赖甲四环素应优先选择。口服四环素耐药的患者，通常对多西环素也会产生耐药，但米诺环素对这类患者多数仍有效。克拉霉素、罗红霉素、左氧氟沙星等是目前全身感染常用的抗生素，应避免选择用于痤疮的治疗，以减少耐药菌产生的机会。痤疮复发时，应选择既往治疗有效的抗生素，避免随意更换。

根据《中国痤疮治疗指南（2019版修订）》推荐治疗方案，口服抗生素为中度（Ⅱ级）痤疮的二线推荐方案和中度（Ⅱ级）、重度（Ⅳ级）痤疮的一线推荐方案；而单一口服或外用抗生素是各种痤疮相关指南不推荐的方案。使用抗生素治疗痤疮应规范用药的剂量和疗程。通常米诺环素和多西环素剂量为100~200mg/d（通常100mg/d），米诺环素50~100mg/d，红霉素1.0g/d；疗程建议不超过8周。

抗生素治疗痤疮时应注意避免或减少产生耐药性，措施包括：①避免单独使用，特别是长期局部外用；②治疗开始要足量，一旦有效不宜减量维持；③治疗后2~3周无疗效时要及时停用或换用其他抗生素，并注意患者的依从性；④要保证足够的疗程，并避免间断使用；⑤痤疮丙酸杆菌是正常皮肤的寄生菌，治疗以有效抑制其繁殖为目的，而不是达到完全的消灭，因此不可无原则地加大剂量或延长治疗疗程，更不可以作为维持治疗甚至预防复发的措施；⑥有条件可监测痤疮丙酸杆菌的耐药性，指导临床合理应用；⑦联合外用过氧化苯甲酰可减少痤疮丙酸杆菌耐药性产生；⑧有条件可联合激光疗法或其他疗法，减少抗生素的使用。此外，治疗中要注意药物的不良反应。

如何选择适宜青少年痤疮患者的抗生素?

青少年是痤疮发病的高发人群,其抗生素的选择既要考虑治疗的有效性,也要考虑治疗的安全性,尤其是避免影响生长发育。

按照《指南》推荐,痤疮患者的抗生素首选四环素类如多西环素、米诺环素等,可适用于8岁以上人群。由于四环素类抗生素中含有许多羟基、烯醇羟基及羰基,在体内与钙离子形成的螯合物呈黄色沉积在骨骼和牙齿上,小儿服用会发生牙齿变黄,孕妇服用后其产儿可能发生牙齿变色、骨骼生长受到抑制。因此小于8岁的儿童禁服。对于小于8岁的儿童应尽可能寻找痤疮发病诱因。对8~12岁儿童可加强外用药治疗,系统抗生素治疗可选择大环内酯类。此外,中医药的内服方药及外治方法也可起到一定清热解毒作用,可酌情选择相应治疗方法。

头孢和红霉素能用于治疗痤疮吗?

治疗痤疮的抗生素需有效渗透至毛囊、皮脂腺才能获得较高的抗菌效果。体外研究发现,四环素类、大环内酯类(如红霉素等)、头孢菌素类、喹诺酮类等药物对培养的痤疮丙酸杆菌均很有强的抗菌活性,但由于药物的分子质量及亲脂性存在较大差别,导致在毛囊、皮脂腺中的分布浓度有差别。

研究发现,米诺环素在毛囊、皮脂腺中的浓度最高,其次是红霉素,而青霉素类及头孢菌素类很难渗透到毛囊、皮脂腺。因此即使体外实验显示头孢菌素类抗生素有显著抑制痤疮丙酸杆菌生长的效应,但临床上应用头孢菌素类药物治疗痤疮仍是无效的,《指南》也不推荐使用β-内酰胺类、头孢菌素类和喹诺酮类等抗菌。

鉴于大环内酯类抗生素特别是红霉素耐药性明显增加,且耐药性增加与疗效降低密切相关,并与克林霉素呈交叉耐药,限制了其在痤疮中的使用。在痤疮的抗生素治疗中,由于强调药物的抗炎作用并能渗透到达毛囊、皮脂腺部位，应首选使用四环素类药物，对于12岁以下的儿童、孕妇或四环素可首选大环内酯类药物替代。

多西环素能用于治疗痤疮吗？有哪些不良反应？

多西环素属于四环素类的抗生素，对革兰阳性菌作用优于阴性杆菌，因此被国内外指南推荐为首选的系统抗生素治疗药物。痤疮丙酸杆菌是一种革兰阳性厌氧杆菌，对四环素类药物敏感性高，服用12周以后，一般可以减轻痤疮炎症皮损的50%。多西环素治疗痤疮的耐药率约2%，远低于红霉素（45%）、克拉霉素（74%）、阿奇霉素（59%%）、甲硝唑（96%）。本类药物主要用于中、重度痤疮的治疗，一般采用口服药物治疗，多西环素的剂量为100~200mg/d，总的使用周期不超过8周。对本药过敏者可选用红霉素等药物。

多西环素主要的不良反应为胃肠道症状，例如，恶心、口干、腹泻等。建议在餐后服用，多喝水，避免同时服用抗酸剂等，以防刺激胃肠道。进食对药物吸收的影响很小，可以与牛奶、含碳酸饮料同时服用。其次，服多西环素药后日晒可有光敏感现象，因此服药后尽量避免日晒，一旦出现皮肤红斑应立即停药。在肝毒性方面，一般比较安全，但有脂肪肝变性和妊娠期妇女容易发生肝毒性，因此建议在服药前能做肝功能检测，以便更安全地用药。

在药物的代谢及相互作用方面，口服多西环素药物的吸收量在90%以上，血浆半衰期在12~22小时，主要经肾小球过滤，因此肾功能减退者不必调整剂量。本类药物与维A酸类药物同时服用可导致毒性增加，增加假性脑瘤患病风险；与青霉素合用，可干扰青霉素的杀菌作用，应避免同时使用。多西环素可抑制血浆凝血酶原的活性，缩短苯巴比妥、苯妥英钠等半衰期，因此同时服药时需调整多西环素的剂量。

四环素类药物可引起牙齿永久性变色，牙釉质发育不良，并抑制骨骼生长发育，因此8岁以下儿童禁用。此外，四环素类药物由于其可穿过胎盘，经乳汁分泌，因此妊娠、哺乳期妇女使用需慎用，只有在权衡对婴儿的利大于弊后才可以使用。

为什么服用多西环素后会感到头晕？

服用多西环素出现头晕是很少见的特发性副反应。主要与药物导致的良性颅内压增高有关，尤其本药与维A酸类药物同时服用，可导致毒性增加。临床可表现为头痛、头晕、视盘水肿、耳鸣，共济失调伴恶心、呕吐等症状。

这种不良反应多见于女性，尤其是在超重或有颅内高压病史的育龄期妇女，常发生于服药初始阶段，且呈剂量依赖性。一旦发生头痛伴视觉障碍，且伴有恶心、呕吐，要高度怀疑良性颅内压增高，如为持续性，可造成永久性视力丧失，因此早期排查和监测很重要。一般的不适症状通过多喝水，注意休息，大部分患者服用一段时间后可以耐受。对于少数不能耐受的患者，需要停药，一般停药24~48小时后可恢复。由于本药可致头晕、倦怠等，因此汽车驾驶员、从事危险性较大的机器操作及高空作业者应避免服用该药。

使用抗生素治疗痤疮会产生耐药吗，如何避免？

抗生素用于痤疮治疗已有40余年历史，并有确切的疗效。治疗痤疮的外用抗生素包括夫西地酸、克林霉素、氯霉素或克林霉素等。系统应用抗生素包括四环素类如多西环素、米诺环素，大环内酯类如红霉素、阿奇霉素、克拉霉素等。

引起痤疮丙酸杆菌耐药的主要因素包括患者用药的依从性差、剂量不定、疗程不够及病情反复等。同时外用抗生素也是造成痤疮丙酸杆菌耐药的重要因素之一，特别是皮损周边药物浓度明显低于皮损中央，易诱导耐药。其耐药的机制主要包括药物与受体或靶细菌结合力下降、产生抗生素修饰酶、细菌细胞壁通透性下降和药物主动转运出细菌胞体外等。近年研究发现，无论是系统或外用抗生素均会引起痤疮丙酸杆菌及非痤疮丙酸杆菌耐药，导致疗效下降。对导致痤疮患者耐药性痤疮丙酸杆菌携带情况分析发现，最常见的是红霉素耐药，其次是四环素类耐药。四环素类中耐药发生概率依次为四环素＞多西环素＞米诺环素。

为了避免耐药的产生，痤疮患者在使用抗生素时，首先要保证足够的疗程并避免间断使用，不可无原则地加大剂量或延长疗程，更不可以作为维持治疗甚至预防复发的措施。其次，在抗生素治疗2~3周后，如果没有效果要及时地停用或换用其他的治疗。再有，避免单独使用抗生素，建议在外用药方面联合外用维A酸类药或过氧化苯甲酰，可以有效地提高疗效，并减少痤疮丙酸杆菌耐药性产生。有条件的话还可以联合激光疗法或其他疗法，以抑制痤疮丙酸杆菌繁殖，清除耐药菌，减少耐药的发生概率。

总之，痤疮抗生素疗法应该遵循一般抗感染治疗中抗生素应用的原则，合理、规范地使用，严防滥用，减少耐药的产生和药物不良反应的发生率。

维A酸类药物可以治疗痤疮吗？

维A酸类的药物包括天然及合成的具有维生素A生物活性的化合物。1955年，异维A酸被合成。最开始的研究将其用于治疗角化性疾病，此后发现其用于严重痤疮有令人瞩目的效果，并且可诱导长期缓解。第一代维A酸类药物（1969~1974年）为非芳香环结构，主要包括维A酸、全反式维A酸、异维A酸、维胺酯等，在痤疮的研究及临床实践中取得了重要地位。1982年，第一代维A酸药物——13-顺维A酸获得美国FDA批准用于治疗严重的结节性痤疮。维胺酯是我国自行研制生产的第一代维A酸类药物，在国内2019版《指南》中也做了相应的推荐。

（1）外用维A酸类药物　1969年，Kligman等首先将外用维A酸用于治疗痤疮。外用维酸A类药物具有改善毛囊皮脂腺导管角化、溶解微粉刺和粉刺、抗炎、预防和改善痤疮炎症后色素沉着、痤疮瘢痕等作用。此外，它还能增加皮肤渗透性，在联合治疗中可以增加外用抗菌及抗炎药物的疗效。

外用维A酸类药物，可作为轻度痤疮的单独一线治疗及中度痤疮的联合用药及痤疮维持治疗的首选。阿达帕林具有更好的耐受性，通常作为一线选择。

（2）口服维A酸类药物　口服维A酸类药物是目前针对痤疮发病4个关键病理生理环节唯一的口服药物。主要通过以下机制发挥作用：①抑制皮脂分泌，其抑制程度与药物剂量呈正相关，停药半年后皮脂抑制率仍可维持在40%~50%；②增强毛囊皮脂腺导管细胞的有丝分裂活性，提高毛囊漏斗部角质形成细胞的转化率，降低粉刺内角质形成细胞黏聚力，从而加快粉刺排出；③破坏厌氧环境，影响痤疮丙酸杆菌的生存条件，从而间接发挥抗炎杀菌作用；④抑制瘢痕形成。

异维A酸和维胺酯都被国内《指南》推荐为痤疮治疗首选维A酸类药物。主要适用于：①首选用于结节囊肿型重度痤疮治疗；②对于其他治疗方法效果不好的中度或中、重度痤疮；③有瘢痕或瘢痕形成倾向者；④频繁复发痤疮其他治疗无效者；⑤痤疮伴严重皮脂溢出者；⑥轻、中度痤疮但有快速疗效需求者；⑦痤疮变异型如暴发性痤疮、聚合性痤疮可在炎症控制后使用。这两种药物均需与餐同服，以增加口服药物的生物利用度。经临床评价，异维A酸治疗痤疮的总有效率为98.2%。治疗的疗程一般3~4周起效，总疗程不少于16周。在皮损控制后适当减少剂量，继续巩固2~3个月或更长时间。

应用维A酸类药物治疗痤疮有哪些注意事项？

（1）外用维A酸类药物　外用维A酸类药物的皮肤刺激反应一般在刚开始使用期间会出现，部分人群在使用的2~4周内还会出现皮损加重现象。出现轻度的不良反应，一般暂停后3~7天可以自行消退；如果有严重的刺激反应，建议立即停药。在外用维A酸类药物使用期间需注意：①擦干皮肤水分；②在皮肤较厚部位小范围内试用（面部可按额头–下颌–面颊顺序）；③采用局部少量点涂；④尽量在夜间使用，白天注意防晒及保湿。随着使用时间的延长，皮肤往往可逐渐耐受，可逐渐覆及所有病损区域。

（2）口服维A酸类　口服维A酸类药物总体是比较安全的，最常见的不良反应是皮肤黏膜干燥，以口唇干燥最为常见，这也是判定药物剂量的有效指标。异维A酸不良反应常见：①肌肉骨骼疼痛、血脂升高、肝酶异常等，通常发生在治疗最初的2个月；②青春期前长期使用可能引起骨骺过早闭合、骨质增生、骨质疏松；③有明确的致畸胎作用。维胺酯的不良反应类似于异维A酸，但相对较轻，一般停药后绝大多数可恢复。

维A酸类药物口服治疗时需注意：①12岁以下儿童尽量避免使用；②避免与四环素类药物同时使用；③定期监测肝功能及血脂；④育龄期女性患者应在治疗前1个月、治疗期间以及治疗结束后3个月内严格避孕；男性患者服药后导致的致畸胎反应风险虽然有报道，但还存有争议；因此即使存在致畸胎风险，但也是非常小的；⑤服药期间注意防晒、保湿，配合皮肤屏障修复剂使用。部分患者在使用2~4周会出现皮疹短期加重现象，通常为一过性反应，严重者需要减量甚至停药。

应用抗雄激素药物治疗痤疮的机制是什么？

痤疮的发生与毛囊皮脂腺单位雄激素受体表达水平升高、两种受体之间比例失调或雄激素受体对血清雄激素水平敏感性增加有关。大部分痤疮患者外周血中雄激素水平均正常，因此无须常规进行内分泌检查。对于病史及体格检查提示有高雄激素表现（如青春期前儿童痤疮、性早熟、女性患者出现男性化体征和症状以及有月经稀少、多毛症、雄激素源性脱发、不孕或多囊卵巢）的患者，可进行游离睾酮、DHEAS、LH和尿促卵泡素等实验室检查以辅助诊断。

鉴于雄激素在痤疮发病过程中的重要作用，拮抗雄激素的治疗成为痤疮治疗过程中的一个重要手段，其主要机制包括：①通过减少卵巢和肾上腺皮质功能亢进引起的雄激素分泌过多，起到抗皮脂分泌的作用；②可以抑制皮脂腺细胞和角质形成细胞转化睾酮的能力；③可以直接作用在毛囊皮脂腺，减少皮脂分泌和抑制粉刺形成。

抗雄激素治疗仅针对女性患者，适用于：①伴有高雄激素表现的痤疮，如皮疹常好发于面部中下 1/3，尤其是下颌部位；②重度痤疮伴有或不伴有月经不规律和多毛；③女性青春期后痤疮；④经前期明显加重的痤疮；⑤常规治疗如系统用抗生素甚至系统用维 A 酸类药物治疗反应较差，或停药后迅速复发者。

抗雄激素药治疗痤疮的药物有哪些？

用于治疗痤疮的抗雄激素药物分为四大类：雄激素受体拮抗剂、肾上腺源性雄激素阻断剂、卵巢源性雄激素阻断剂、酶抑制剂。常用药物包括避孕药和螺内酯两种，避孕药是抗雄激素治疗中最常用的药物。避孕药主要由雌激素和孕激素构成，其中孕激素成分如果有抗雄激素作用可用于痤疮治疗。雌、孕激素具有抗雄激素的作用，还可以直接作用在毛囊皮脂腺，减少皮脂的分泌和抑制粉刺的形成。临床常用的避孕药包括炔雌醇环丙黄体酮和雌二醇屈螺酮等。

女性中、重度痤疮患者，如果同时伴有雄激素水平过高（如皮脂溢出、痤疮、多毛、雄激素源性脱发等）且常规治疗无效，可以考虑采用抗雄性激素治疗，但一般不作为单一治疗手段，应与抗生素及外用制剂联合应用。

口服避孕药能用来治疗痤疮吗？

雄激素是痤疮发病过程中最重要的内源性因素。口服避孕药（不包括紧急避孕药）是低剂量雌、孕激素的复合制剂，因有拮抗雄激素作用因而可用于治疗女性痤疮。中、重度的女性痤疮患者，尤其适合伴有高雄激素表现的痤疮、女性青春期后痤疮、经前期明显加重的痤疮，以及常规治疗无效或反应较差者。

目前常用避孕药多数为复方制剂，包括第三代短效避孕药，如炔雌醇环丙黄体酮片（达英 –35）、去氧孕烯炔雌醇片（妈富隆）等；第四代短效避孕药，如屈螺酮炔雌醇片（忧思明）、屈螺酮炔雌醇片Ⅱ（优思悦）。需要注意的是，仅含有雄激素样活性的孕激素避孕药，如炔诺酮或去氧孕烯、甲羟孕酮等反而会加重痤疮，不能用于痤疮的治疗。

口服避孕药在治疗高雄激素血症有如下作用。①抑制促性腺激素分泌从而使卵巢雄激素分泌减少；②增加血清性激素结合球蛋白起与雄激素的结合，降低血清游离雄激素浓度；③抑制肾上腺雄激素分泌。临床最常用的达英–35为复方制剂，它的成分是2mg醋酸环丙孕酮和0.035mg炔雌醇。达英–35用于治疗痤疮一般在月经期的第1天开始服用，连续服用21天。起效时间需要2~3个月，疗程一般在6个月以上。

口服避孕药治疗一般耐受良好，但也可引起多种不良反应，包括增加静脉血栓栓塞性疾病的风险，因此治疗前也需要慎重考虑药物的不良反应及禁忌证。服药后主要的不良反应有少量的子宫不规则出血、乳房胀痛、恶心、体重增加、出现黄褐斑等。因此在服药期间要注意防晒，以防黄褐斑的发生。如果有家族血栓病史、肝脏疾病史、吸烟者禁止使用该药。高血压、偏头痛、哺乳期及恶性肿瘤者需要慎用，糖尿病、凝血功能障碍及乳腺癌的患者也尽量避免使用。

螺内酯能用来治疗痤疮吗？

螺内酯是醛固酮类化合物，它竞争性地抑制二氢睾酮与皮肤靶器官的受体结合，从而抑制皮脂腺分泌及5α–还原酶的生成，减少睾酮向二氢睾酮转化。

螺内酯主要适用于：①成年女性炎症性痤疮；②提示有受性激素影响的症状，如月经前加重、25岁后发生、分布于面下部、伴有皮脂分泌过多及多毛的痤疮患者；③对常规外用或系统治疗不能耐受或不适应的患者。

螺内酯与抗生素系统或外用治疗联合，可增加疗效。推荐剂量每日1~2mg/kg，疗程为3~6个月。治疗1~3个月临床改善不明显，可加大剂量至150~200mg/d，显效后再减至最低有效剂量；可与口服避孕药联用或在出现月经紊乱时加用。

螺内酯的不良反应主要有：月经不调（发生概率与剂量呈正相关）、恶心、嗜睡、疲劳、头昏、头痛和高钾血症；在应用期间需定期查血钾和监测血压。孕妇禁用。男性患者使用后可能出现乳房发育、乳房胀痛等症状，故不推荐使用。

抗雄激素能应用于治疗男性痤疮吗？

抗雄激素功效包括三个方面：抑制卵巢分泌雄激素、抑制肾上腺分泌雄激素和外周抗雄激素。目前痤疮抗雄激素治疗药物主要包括：①避孕药（主要由雌激素和孕激素构成），它能阻断卵巢和肾上腺产生雄激素；②螺内酯作为雄激素受体阻断剂和5α–还原酶抑制剂起效；③西咪替丁能与二氢睾酮竞争雄激素受体，并能阻止雄激素受体转运至核内，具有较弱的抗雄激素作用。男性痤疮患者使用后可能出现乳房发育、乳房胀痛、性欲改变等症状，故不推荐男性痤疮患者使用抗雄激素。

糖皮质激素能用于治疗痤疮吗？

生理性小剂量糖皮质激素具有抑制肾源性雄激素分泌作用，可用于抗肾上腺源性雄激素治疗。较大剂量糖皮质激素具有抗炎及免疫抑制作用，因此疗程短、较高剂量的糖皮质激素可控制重度痤疮患者的炎症。临床常用的糖皮质激素包括泼尼松、地塞米松等。应避免长期大剂量使用糖皮质激素，以免发生不良反应，包括激素性痤疮或毛囊炎，使病情复杂化。

糖皮质激素治疗痤疮推荐使用方法如下。①暴发性痤疮：泼尼松20~30mg/d，可分2~3次口服。持续4~6周后逐渐减量，并开始联合或更换为异维A酸。②聚合性痤疮：泼尼松20~30mg/d，持续2~4周，于6周内逐渐减量至停药。③经前期痤疮：泼尼松5mg或地塞米松0.75mg，每晚服用，可抑制肾上腺皮质和卵巢产生雄激素前体。对于经前期痤疮加重的患者，每次月经前7~10日开始服用泼尼松至月经来潮为止。④囊肿型痤疮：对于严重的囊肿型痤疮，在药物治疗的同时，将复方倍他米松注射液与1%利多卡因混合后行囊肿内注射可使病情迅速缓解，每3~4周治疗1次。多次注射时需预防局部皮肤萎缩及继发细菌性感染。

应用糖皮质激素治疗痤疮有哪些副作用？

糖皮质激素有强大的抗炎、抗增生等作用，在重度痤疮、暴发性痤疮、聚合性痤疮等的治疗中发挥了重要作用。一般系统应用的剂量相当于泼尼松5~30mg/日，疗程最长不超过6个月，如此方案一般都是相对安全、有效的。但如长期大剂量（相当于泼尼松>30mg/日，≤100mg/日）应用糖皮质激素，还需警惕其相关不良反应。临床应用中应遵循足量、规则、逐渐递减的原则，以避免严重不良反应的发生。

（1）系统应用糖皮质激素副作用　在痤疮的治疗中，最常见的反应出现高血压、低血钾，诱发消化道溃疡加重等。其次是可出现糖耐量受损，出现血糖升高、食欲增加以及体重增加等。再有，可出现骨质疏松、情绪波动并影响骨骼发育等。因此在治疗时需注意儿童慎用，成人应用时应定期监测血压，适当补充血钾，可食用菠菜、橙子、香蕉等补钾；控制进餐用量，适当地锻炼身体；补充钙剂、胃黏膜保护剂，以避免不良反应的发生。

（2）局部应用糖皮质激素副作用　糖皮质激素类的外用药膏不是寻常痤疮的适应证，一般不会选用。但对表现为结节、囊肿类型的重度痤疮、痤疮导致的增生性瘢痕，可选用局部注射糖皮质激素。局部注射有产生局部皮肤萎缩及继发感染的风险，因此在治疗当中应及时观察皮肤萎缩的情况，并注意严格无菌操作。

如何看待新生儿、儿童痤疮？

目前有观点认为新生儿痤疮并不是"真"痤疮，更倾向诊断为新生儿头部脓疱病，可能与糠秕孢子菌有关。新生儿痤疮是一过性的，通常不需要治疗，如要治疗，外用酮康唑、夫西地酸或2.5%过氧化苯甲酰有效。

　　婴儿期痤疮常在1~2年内消失，目前并没有通过美国食品与药品监督管理局（FDA）批准的治疗10岁以下儿童的痤疮药物，但粉刺型婴儿痤疮可局部外用维A酸类药物或过氧化苯甲酰，炎性皮疹可以口服抗生素治疗（8岁前应避免使用四环素类药物）。婴儿期痤疮可能会遗留永久性瘢痕。

　　学龄前儿童痤疮治疗应首先积极寻找可能病因，明确是否存在潜在的内分泌异常。针对皮肤的治疗同婴儿期痤疮治疗，此时期的治疗应力求简单化。

　　青春期前痤疮的治疗与寻常痤疮相似，但是在临床中我们发现家长比患儿更关心病情的发展，更担心疾病带来的后续影响。所以，我们首先要注意引导患儿和其家长树立痤疮治疗的信心和科学治疗的观念。其次，由医生根据皮损的类型、部位、数量进行个体化治疗。在治疗时需根据患者的耐受情况和依从性，调整给药浓度和频率，在使用四环素类抗生素和激素时要谨慎，考虑药物相关的副作用。

　　青春期前痤疮不仅给患者外貌带来了极大的困扰，对其学习、生活等方面的自信心和自尊心也有很大的影响，表现为自卑、焦虑、沮丧、易怒等，严重者还可导致患者有抑郁的倾向。所以我们不能忽视心理健康问题，要积极引导，在认知、行为等方面进行自我保健。

备孕期、妊娠、哺乳期妇女痤疮如何治疗？

　　有痤疮病史者在妊娠期间更易发生痤疮，此外，妊娠期间受免疫因素的影响，妊娠期痤疮以炎症性皮损多见，且通常累及扩展至躯干。痤疮通常在妊娠早期改善，但由于孕妇雄激素浓度增加，影响皮脂腺分泌，因此在妊娠晚期可能加重。由于妊娠期间生理变化及痤疮性质的不可预测性，妊娠期间的痤疮治疗不论是系统用药还是局部用药尤须在兼顾疗效的同时注意用药安全性。在用药时可参考美国食品和药品监督管理局（FDA）拟定的药物在妊娠期应用分类系统，在不影响治疗效果下，选择对胎儿影响最小的药物。

FDA根据药物对胎儿的危险程度不同，将药物分为5类。其中A类是可以在孕期用药，经充分临床对照研究未见对胎儿有危害，在随后的妊娠期间也未见对胎儿有危害。B类是指在动物生殖毒性试验中未见对胎仔有危害，但尚缺乏充分的临床对照研究资料，或在动物实验中发现有对胎仔危害，但尚未在早孕期用药的临床对照研究中证实。C类是指在动物生殖毒性试验中对胎仔有不良影响，但尚无充分临床对照研究资料予以证明。D类是指临床资料显示对胎儿有危害；但若在危及生命时可权衡利弊后使用。X类是指动物生殖毒性试验和临床研究资料均证实对胎儿有致畸或其他危害，妊娠期禁忌使用。

妊娠期的痤疮治疗，建议以外用药治疗为主，尽量避免外用维A酸类药物。常用药物中属于FDA分类中B类的外用及口服药物有：壬二酸、过氧化苯甲酰、红霉素、克林霉素、阿奇霉素。中、重度痤疮或聚合型痤疮患者治疗时需要使用的泼尼松属于FDA分类的C类；四环素类抗生素属于FDA分类中的D类，妊娠期间应避免使用；维A酸类药物（X类）属妊娠禁忌使用药物。

（1）备孕期女性痤疮　距离妊娠前3个月以上一般可安全用药，口服维A酸类药物在治疗前1个月到治疗停药后3个月内应严格避孕。

（2）妊娠期痤疮　①轻度痤疮：避免外用维A酸类药物（妊娠分级X），过氧化苯甲酰可以小面积谨慎使用（妊娠分级C），外用壬二酸和克林霉素是安全的（妊娠分级B）；②中度及中、重度痤疮：外用为主，必要时可配合短期口服大环内酯类抗生素（尽可能避开妊娠期前3个月），四环素类（妊娠分级D）禁用。③重度痤疮：除按照上述轻中度和中、重度痤疮外用或系统治疗外，严重的痤疮患者可以考虑短期系统使用泼尼松治疗。

（3）哺乳期痤疮　外用过氧化苯甲酰和壬二酸可以使用；系统用大环内酯类抗生素可短期使用。克林霉素哺乳期可用，但口服可引起婴儿消化系统不良反应。美国儿科学会及世界卫生组织认为四环素类抗生素哺乳期可用，但建议不超过3周。

📖 中医治疗

中医对痤疮如何辨证论治？

痤疮的中医辨证主要依据皮损、舌象、脉象进行辨证分型。

（1）肺经风热证

证候：皮损以红色或肤色丘疹、粉刺为主，或有痒痛，小便黄，大便秘结，口干。舌质红，苔薄黄，脉浮数，相当于痤疮分级中的Ⅰ、Ⅱ级。

治法：疏风散热清肺。

方药：枇杷清肺饮加减。水煎服，每日1剂，分2次服。

加减：风热盛者，加鱼腥草、白花蛇舌草；脾胃湿热者，加生薏苡仁、苦参；大便秘结者，加全瓜蒌、生大黄。

（2）脾胃湿热证

证候：皮损以红色丘疹、脓疱为主，有疼痛，面部、胸背部皮肤油腻，可伴口臭、口苦，纳呆，便溏或黏滞不爽或便秘，尿黄。舌红，苔黄腻，脉滑或弦，相当于痤疮分级中的Ⅱ、Ⅲ级。

治法：清热利湿，通腑解毒。

方药：茵陈蒿汤加味。水煎服，每日1剂，分2次服。

加减：脓疱多者，加蒲公英、紫花地丁、金银花；冲任不调者，加益母草、柴胡、当归、白芍。

（3）痰瘀凝结证

证候：皮损以结节及囊肿为主，颜色暗红，也可见脓疱，日久不愈，可有纳呆、便溏。舌质淡暗或有瘀点，脉沉涩，相当于痤疮分级中的Ⅳ级。

治法：活血化瘀，化痰散结。

方药：桃红二陈汤加减。水煎服，每日1剂，分2次服。

加减：结节、囊肿多者，加夏枯草、浙贝母；病程长者，加丹参、三棱、莪术。

（4）冲任不调证

证候：皮损好发于额、眉间或两颊，女性患者可在月经前增多加重，月经后减少减轻，伴有月经不调，经前心烦易怒，乳房胀痛，平素性情急躁。舌质淡红或薄，脉沉弦或脉涩。相当于有高雄激素血症导致的女性痤疮。

治法：调和冲任，理气活血。

方药：逍遥散或二仙汤合知柏地黄丸加减，中成药可选用逍遥丸、知柏地黄丸、左归丸、六味地黄丸等。

各证型痤疮的常见兼症有哪些？

（1）肺经风热证

常伴有口干、口渴，小便短赤，大便干结，舌红，苔黄，脉浮数或弦数等表现。风热袭肺，热邪上扰，煎灼津液，则口干口渴；热结小肠，津液耗伤，则表现为小便短赤；热结大肠，津液枯竭，传导失司，则出现大便秘结。舌红苔黄，脉浮数或弦数等舌脉表现均为肺经风热之征象。

（2）脾胃湿热证

常伴有口臭，脘腹痞胀，纳呆，呕恶，口苦、口腻口黏，小便短赤，便溏不爽或大便干结，舌红，苔黄腻，脉滑数等证。湿热蕴结脾胃，阻滞气机，影响脾胃功能。脾失健运，故出现脘腹痞胀、纳呆等表现；胃失和降，上逆则为呕恶。湿性黏滞，脾胃湿热反映于口则表现为口腻口黏，反应于肠道则见便溏不爽；热邪较重时，可见口臭、口苦、大便干结或小便短赤等表现。舌红、苔黄腻、脉滑数均为湿热征象。

（3）痰瘀凝结证

常伴有纳呆、便溏，月经量少，月经后期，痛经，月经夹有瘀块，舌质淡暗或有瘀点，脉沉涩等表现。痤疮患者多因过食寒凉肥甘使脾失健运而生痰湿，阻滞气血，造成痰瘀互结。痰瘀又会进一步影响脾的运化功能，因而出现纳呆、便溏等消化症状。痰瘀交阻脉络，气血不得流通，可致女性月经量少、后期、痛经、月经夹有瘀块，甚则闭经、不孕。瘀阻血行不畅，故可见舌质淡暗、有瘀点、脉沉涩等表现。

（4）冲任不调证

常伴有月经不调，经前心烦易怒，乳房胀痛，平素性情急躁，舌质淡红，苔薄，脉沉弦或脉涩等兼症。冲、任二脉与女子月经及孕育功能密切相关。妇女先天不足，或虚劳久病，或阳热过盛，或经孕产乳等皆可损及肝肾，致冲任失养，则月经失调；虚火内生，燔灼冲任，则可表现为经前心烦易怒、性情急躁；肝失疏泄，则乳房胀痛。舌质淡红、苔薄，脉沉弦或脉涩乃冲任不调之舌脉象。

如何从肺论治痤疮？

肺为华盖，开窍于皮毛。《素问·刺热》曰："肺热病者，右颊先赤。"肺经血热，肺气不宣，皮毛被郁，内热炽盛、气血壅滞则窜入血络发于头面部而为痤疮，因此痤疮治疗应注重从肺论治。

临床症见颜面潮红、丘疹样或脓疱样损害，患者多伴口渴喜饮，大便秘结，小便短赤，舌质红，苔薄黄，脉弦滑。治法上宜清泻肺热、解毒消疮，基本方用枇杷清肺饮、五味消毒饮等。此外，肺与大肠相表里，肺失宣肃，腑气不通，肺热结于肠内，传导不畅，使得大肠积热，上逆阻于肌肤也可产生痤疮，故痤疮患者多兼有大便秘结、黏滞不爽及小便短赤。治法上宜清泻肺胃，以传导糟粕，宣降肺气。

如何从脾胃论治痤疮？

脾开窍于口，其华在唇，脾胃为气血生化之源。《素问·刺热》曰：

"脾热病者，鼻先赤。"《外科正宗》有言："盖疮全赖脾土，调理必要端详。"因此在痤疮的整个治疗过程中，调理脾胃是不可或缺的。脾胃积热多因嗜食辛辣肥甘之品，致脾胃失运，湿热内积，熏蒸面部而发病。

临床症见颜面、胸背部皮肤油腻，皮疹多发于鼻、口唇周围，表现为丘疹、脓疱，伴疼痛，常兼食欲不振、胃脘不适、口臭、便秘等。若脾失健运致湿浊内停，聚液为痰，则表现为丘疹、结节、囊肿。治宜健脾祛湿，和胃消疮，方用茵陈蒿汤、参苓白术散等。

如何从肝肾论治痤疮？

肝为刚脏，主疏泄；肾为脏腑阴阳之本，生命之源。《素问·刺热》曰："肝热病者，左颊先赤；肾病热者，颐先赤。"肝喜条达而恶抑郁，肝经郁火、情志不畅，湿热蕴结，乃生痤疮；肾阴不足，冲任失调，相火妄动，火郁发为痤疮。

临床多见女性两颊、下颏部位痤疮，皮损呈暗红色结节、囊肿及瘢痕；伴口干咽燥、腰膝酸软；大便秘结、小便短赤；舌质红少津，脉细沉；多伴经前痤疮加重、月经失调、痛经等。因此，从肝肾论治痤疮对女性痤疮患者尤为重要。治宜疏肝理气，滋阴补肾，方用桃红四物汤、海藻玉壶汤、逍遥散、知柏地黄汤、二仙汤、养阴清肺方等。

如何从心论治痤疮？

心主血脉，其华在面，主宰五脏六腑生理活动。《素问·刺热》曰："心病热者、颜先赤。"心五行属火，心火上亢，热盛气上，壅于肌肤，疮疹随之而起。临床多见额部痤疮，皮疹呈鲜红色丘疹、脓疱，伴疼痛、口渴、入睡困难；舌尖红、大便秘结、小便短赤。治宜清泻心火，解毒凉血，方用泻心汤、栀子黄连汤等。其治疗机制主要与抑制痤疮丙酸杆菌生长、抑制巨噬细胞分泌细胞因子、广谱抗菌等有关。

中西医治疗痤疮各有哪些优势？

中医强调辨证论治，辨病与辨证相结合体现了中医个体化特色和优势。西医循证医学，将西药与现代物理、化学治疗相结合，体现了西医精准化的特色和优势。二者相结合，为痤疮的治疗提供了更多的方法，提高了患者对疗效的满意度。

1.中医治疗痤疮的优势

（1）辨证论治，个体化治疗　痤疮是一种高度异质性的疾病，治疗需要个体化，早在2001年"改善痤疮预后的国际联盟"这一组织成立时就已提出"痤疮治疗是一门艺术"，强调治疗和用药方案个体化，权衡风险与效益比例。中医治疗痤疮既要了解其基本病理变化，又要观察病损的局部病变特征，以整体观念、辨证论治的原则，全面权衡标本、主次。在辨证论治过程中，通过辨皮损、望舌象、诊脉，制定个体化治疗方案，可谓是"一人一方，私人订制"。这种治疗方法更科学，也更符合患者的现代诊疗需求。

（2）中医药治疗适应人群更广泛　中医药治疗痤疮具有悠久的历史。中医药内治或外治痤疮具有副作用小、疗效好等特点，尤其针对特殊人群，如儿童、妊娠期及哺乳期妇女等具有相对安全的特点。

（3）中医外治法"价廉物美"　中医外治法治疗痤疮方法多样、简便易行、安全有效，具有独特的优势。尤其是中药面膜、火针、拔罐、熏蒸等外治法，不需要大型的仪器设备，可在广大基层医疗机构或居家施行，为患者治疗带来便捷，可谓是"价廉物美"。

2.西医治疗痤疮的优势

（1）扎实的循证医学基础　2003年，国际联盟在美国皮肤性病学杂志发表了《痤疮治疗循证指南》，强调运用最佳的，尤其是多中心的随机临床试验与荟萃分析的结果指导临床决策。西医治疗痤疮是在循证医学的基础上进行个体化治疗，从其发病的病因、病理生理、临床表现、病期、患者的心理状况以及各种治疗措施和药物的适应证及疗效等多方面考虑。不仅注重个人临床经验，更强调临床研究证据，有利于治疗决策的科学化。

（2）内外治疗手段丰富　西医治疗痤疮手段丰富，且作用机制主要针对发病四大环节。西医物理化学治疗手段多、疗效确切，逐渐成为治疗痤疮的常用方法。

（3）可覆盖痤疮治疗全程　西医治疗痤疮可覆盖痤疮全病程，即从粉刺到炎症性皮损、瘢痕，西医都有较多可选择的治疗方案。尤其是在痤疮的"痘印、痘坑、痘疤"方面的治疗，西医可通过多种物理、化学、激光、手术技术的方法结合治疗，极大地提高了患者的皮肤状态，让痤疮患者不再为痤疮而烦恼。

总之，中西医治疗各有特色，相互结合，互为补充可获得更确切、更安全的疗效。不失为一种独具中国特色的痤疮治疗方案。

中西医可以结合起来治疗痤疮吗？

在痤疮的治疗中，中医和西医治疗都各自发挥着不同的优势。诸多学者开展的中西医结合治疗痤疮的研究都已经证实了其治疗的优越性。

（1）增效减毒　中药与西药的联合应用，可增加西药的疗效，减少西药的不良反应。这在维A酸类药物的系统治疗中得到了很好的诠释。口服维A酸类的药物会造成口唇、皮肤黏膜干燥，部分患者因为难以耐受而不得不停止相关的治疗。中药在辨证论治时予以清热解毒类药物，如麦冬、玄参、菊花等，不仅可起到治疗痤疮的作用，也可以起到生津止渴的作用，缓解维A酸类药物的副作用，提高患者的依从性。

（2）内外互补　中医与西医各自有不同的内外治方法，通过科学的组合，可弥补治疗的不足，覆盖更多的人群，解决不同地域治疗水平的差异。例如，针对特殊人群可在中医辨证论治的同时，结合西医的外治，以避免西药系统治疗带来的人群限制。反之，在使用西医系统治疗的同时，也可以结合诸多中医外治，如中药面膜、熏蒸、火针、微针、拔罐等患者乐于接受的治疗形式，让痤疮的外治法从医院延伸到家中。此外，火针、微针在治疗结节、囊肿痤疮及痤疮凹陷性瘢痕方面，不仅有效、安全，还十分便捷、廉价，使患者获得及时治疗，提高皮肤健康水平和生活质量。

内服治疗痤疮的中成药有哪些？

（1）芩桑金海颗粒　适用于肺经风热证及湿热蕴结型痤疮。

组成：黄芩、桑白皮、枇杷叶、金银花、薏苡仁、夏枯草、海浮石、西红花、甘草。

功效：清热泻火，凉血解毒，活血散结。

（2）防风通圣丸　适用于热毒壅盛型痤疮。

组成：防风、荆芥穗、薄荷、麻黄、大黄、芒硝、栀子、滑石、桔梗、石膏、川芎、当归、白芍、黄芩、连翘、甘草、白术（炒）。包衣辅料为滑石粉。

功效：解表通里，清热解毒。

主治：外寒内热，表里俱实，恶寒壮热，头痛咽干，小便短赤，大便秘结，风疹湿疮。

（3）丹栀逍遥丸　适用于肝火炽盛、肝气郁结型痤疮，可见月经前后（特别是伴有痛经）痤疮泛发。

组成：丹皮、炒栀子、柴胡、炒白芍、当归、茯苓、炒白术、薄荷、甘草。

功效：疏肝解郁，清热调经。

主治：肝郁化火，胸胁胀痛，烦闷急躁，颊赤口干，食欲不振或有潮热，以及妇女月经先期，经行不畅，乳房与少腹胀痛。

（4）大黄䗪虫丸　适用于血热致瘀、经脉不畅型痤疮。

组成：熟大黄、土鳖虫（炒）、水蛭（制）、虻虫（去翅足，炒）、蛴螬（炒）、干漆（煅）、桃仁、苦杏仁（炒）、黄芩、地黄、白芍、甘草。

功效：活血破瘀通经，消癥瘕。

主治：瘀血内停所致的癥瘕、闭经、盆腔包块、子宫内膜异位症、继发性不孕症等，症见腹部肿块、肌肤甲错、面色黧黑、潮热羸瘦、经闭不行。

（5）知柏地黄丸　适用于肝肾阴虚体质的痤疮患者。

组成：知母、熟地黄、黄柏、山茱萸（制）、山药、牡丹皮、茯苓、泽泻。

功效：滋阴清热。

主治：阴虚火旺，潮热盗汗，口干咽痛，耳鸣遗精，小便短赤。

（6）银翘解毒丸　适用于痤疮初期，症见皮损发痒，风热侵袭上焦，有口渴、咽干、咽喉疼痛等症者。

组成：金银花、连翘、薄荷、荆芥、淡豆豉、牛蒡子（炒）、桔梗、淡竹叶、甘草。

功效：辛凉解表，清热解毒。

主治：风热感冒，症见发热头痛，咳嗽口干，咽喉疼痛。

（7）丹参酮　适用于炎症型痤疮。

成分：丹参乙醇提取物。

功效：抗菌消炎。

（8）一清胶囊　适用于有大便秘结的肺经风热证痤疮。

组成：黄连、黄芩、大黄。

功效：清热泻火解毒，化瘀凉血止血。

（9）百癣夏塔热片　适用于有大便秘结的肺经风热证痤疮。

组成：地锦草、诃子肉、毛诃子肉、司卡摩尼亚脂、芦荟、西青果。

功效：清热解毒、止痒消肿，增强免疫力。

（10）黄连上清丸　适用于肺经风热或者心火炽盛所致的痤疮。

组成：黄连、栀子（姜制）、连翘、蔓荆子（炒）、防风、荆芥穗、白芷、黄芩、菊花、薄荷、酒大黄、黄柏（酒炒）、桔梗、川芎、石膏、旋覆花、甘草。

功效：清热通便，散风止痛。

主治：上焦内热，症见头昏脑涨，牙龈肿痛，口舌生疮，咽喉红肿，耳痛耳鸣，暴发火眼，大便干燥，小便黄赤。

有哪些外用中药汤剂可以用于治疗痤疮?

中医外治法是近年来治疗痤疮的热门疗法,而且取得了良好的效果。该法具有操作简便、安全、有效的特点。随着技术的发展,中药外治法结合现代设备,产生了中药面膜、熏蒸、负离子喷雾等方法,临床应用方便,极大提高了临床疗效。

究竟有哪些中药可以外敷治疗痤疮呢?从中医角度来说,痤疮的病因病机主要为肺经风热、湿热蕴结,熏蒸面部而发;肺胃积热致使化湿生痰,痰湿蕴结,形成囊肿所致。所以治疗上离不开清热解毒,调理气血。

在清热解毒方面,可以选用金银花、连翘、野菊花、苦参等中药。金银花是著名的清热解毒中药之一,连翘可消肿散结,两者常常同用,用于治疗颜面部热盛的证候。金银花中含有樨草素,能够渗透毛孔,有效地抑菌、杀菌,还能防止毛囊堵塞,从而帮助皮脂正常排出,防止皮脂淤积而形成粉刺。连翘、野菊花的抗菌作用已被科学实验证实,连翘的抗菌谱非常广泛,野菊花也能抑制和杀灭数十种细菌。苦参具有解毒、清热、祛湿、泻火的功效,对早期痤疮可抑制皮脂过多的分泌,减少粉刺的形成,保持皮肤平滑光洁。马齿苋、紫花地丁、黄柏等水煎湿敷适用于炎性丘疹、脓疱皮损,可起到清热解毒,减轻炎症的作用。此外,经典的外治方——颠倒散,经现代药理及临床研究证实,也具有较好的疗效。可将大黄、硫黄等量研细末,用水或蜂蜜调成稀糊状,涂于皮损处,30分钟后清水洗净,每晚1次。

调理气血方面,可以选用当归、丹参等活血化瘀、养血润肤之品。当归是养血和血的圣药,且具有护肤美容的功效。丹参则能改善血液循环,抑制毛囊内痤疮丙酸杆菌的生长繁殖,控制痤疮发生。

当然,采用中药外敷治疗痤疮的同时,患者也要重视日常科学护肤。

治疗痤疮的外用中成药有哪些?

(1)龙珠软膏 适用于痤疮炎性丘疹、结节和囊肿,质硬伴疼痛者。

组成：人工麝香、硼砂、炉甘石（煅）、硇砂、冰片、人工牛黄、珍珠（制）、琥珀。

功效：清热解毒，消肿止痛，祛腐生肌。

（2）积雪苷霜软膏 适用于痤疮后瘢痕及红斑。

组成：积雪草总苷。

功效：促进创面愈合、抑制瘢痕疙瘩增生、淡化色素。

（3）复方黄柏液 适用于痤疮炎性丘疹伴疼痛者。

组成：连翘、黄柏、金银花、蒲公英、蜈蚣。

功效：清热解毒，消肿祛腐。

如何应用耳穴疗法治疗痤疮？

中医认为耳郭存在许多与人体脏腑经络、躯干四肢、组织器官等互通的特殊部位。中医经典《黄帝内经》就提到"耳者，宗脉之所聚也"，这些特殊部位就是"耳穴"。耳穴是人体健康程度及疾病发生的反应点，因此可以通过刺激对应的耳穴，达到防治疾病的目的。

痤疮是耳穴疗法的优势病种之一。耳不仅与脏腑的生理功能、病理变化息息相关，而且与全身经脉的关系非常密切。西医学研究显示，耳穴有解剖学及生理学基础，其对神经系统、血液循环系统、机体免疫、内分泌系统等都有一定程度的影响。耳穴治疗痤疮，包括点刺放血、割治、埋针、贴压等方法。即可单独应用，亦可与中药汤剂、外用药物及其他物理疗法配合应用，临床疗效肯定。

（1）耳穴点刺放血 该法在中医基本理论指导下，通过放血方法祛除邪气而达到平衡阴阳、调和气血、恢复正气的一种有效治疗方法。耳穴点刺放血不但能引邪外出，还能使热毒之邪有出路，即清泻血中郁热并含"菀陈则除之"之意。常取屏间、降压沟、肺、下脚端、胃、内分泌、三焦、风溪、肺、肾上腺及耳尖等穴位。一般2日1次，10次为1个疗程。

（2）耳穴割治 根据耳穴与脏腑经络的关系，割治产生的局部刺激，通过腧穴–经络的作用而调节机体内外环境的平衡，起到改善内分泌和胃肠功能，抑制皮脂腺分泌的功效。常取神门、内分泌、肺、面颊区等穴，亦可取耳背中上静脉。一般每3天治疗1次，6次为一个疗程。

（3）耳穴埋针　该法是耳穴疗法的一个重要组成部分，中医学认为"十二经通于耳""耳为宗脉之所聚"，人体各脏腑器官在耳郭上都有相应的代表区。埋针能给耳穴以相对持久的刺激，从而调整脏腑功能，达到防治疾病的目的。常取穴：内分泌、皮质下、肺、胃、面颊、交感、神门、肾上腺等，一般3~5天1次，5次为1疗程。

（4）耳穴贴压　该疗法可调节机体内分泌功能、抑制雄性激素分泌，达到清泻肺胃、健脾化痰、通腑泻热之功。常以辨证取穴与对症配穴等相结合。一般每日按压3~5次，每次按压5分钟，每次按压致局部胀、热，尤以按压后耳部及面颊有灼热感者为佳。洗澡及洗脸时勿打湿胶布，两耳交替贴压，每3~4日换1次，10次为一个疗程。

如何用针灸疗法治疗痤疮？

针灸疗法作为中医学的重要组成部分，具有简、便、廉、验的特点，针灸治疗痤疮具有丰富的理论基础和治疗经验，可通过调理气血、平衡阴阳、清热祛湿解毒来达到治疗目的，临床疗效肯定。针灸疗法方法多样，包括毫针刺法、三棱针刺法、梅花针刺法、锋勾针刺法、火针刺法、穴位埋线法、罐法等。

（1）毫针刺法　以毫针施提插捻转等手法，以得气为度，诸穴留针30分钟，每日一次。取穴主要以循经取穴、局部取穴、辨证配穴相结合。

①循经取穴以足太阳膀胱经、督脉、足阳明胃经、足太阴脾经、手阳明大肠经、足厥阴肝经等经脉穴位为主。

②辨证取穴主要针对痤疮患者的兼症进行治疗，常见的主要有：便秘，取天枢、支沟为主；月经不调，取关元、血海、三阴交为主；口臭，取内庭为主；失眠，取神门为主；急躁易怒，取太冲为主。

③局部取穴多选用病变局部的阿是穴，并结合痤疮聚发部位选取相应部位的穴位治疗，多取颧髎、下关、地仓、印堂、阳白、太阳、承浆、颊车、四白、巨髎、攒竹、迎香、瞳子髎等穴。

（2）梅花针叩刺法　应用梅花针叩刺皮肤，可刺激皮部经络，使得邪气外泄、调和气血、调节脏腑虚实，进而调节免疫及内分泌功能，调动了机体自我修复能力，改善局部微循环，促进炎症消散、吸收。对于邪气郁滞不散者，梅花针叩刺能抵邪外出的同时，给邪以出路。在病灶局部施以梅花针叩刺再施以体针、拔罐和中药等综合治疗。

叩刺部位一般以面颊、额头等病变部位周围施以环形叩刺。叩刺强度可根据患者的体质、病情和部位而定，可分为轻、中、重三种叩刺法。轻度叩刺适用于耐受力较差的患者，以局部皮肤略有潮红为度。中度叩刺适用于耐受力中等的患者，以局部皮肤潮红但不渗血为度。重度叩刺适用于实证且病情较重的患者，以局部皮肤明显发红有渗血为度。每日或隔日1次，以10次为1疗程。

（3）火针刺法　火针亦称燔针、烧针、焠针，属火热疗法。操作时取火针在酒精灯上将针尖烧红后，迅速直刺病损部位或穴位，是临床常用的治疗皮肤病的方法之一。适用于气、血、痰、湿等病理产物积聚而形成的结节、囊肿、肿块。适用于中度及重度痤疮。

火针疗法不仅具有针的刺激作用，而且具有温热效果，能行气活血、引热外出、祛瘀排脓、祛腐生肌。研究表明：火针治疗后血流动力学速度加快，同时针刺局部后病变周围皮肤温度升高，进一步加速局部的血液循环；该疗法刺激病变部位，可减轻或改善局部组织水肿，使其充血减少，减轻粘连，从而加快局部的血液循环，改善代谢水平，使受损组织和神经重新恢复。经过火针治疗的患者，白细胞明显增高，表明火针可促进白细胞的增殖，增强其吞噬功能，因而具有促进炎症吸收，起到抗炎抗感染的作用。

（4）自血疗法　该法涵盖了针刺、放血、穴位注射三种疗法。其主要作用机制是通过对穴位的刺激激发和调节机体的免疫功能。其可抑制炎症，使炎症组织快速吸收、加速修复，达到缓解症状、改善痤疮遗留色素沉着和瘢痕、缩短病程、降低复发的效果。常取穴以足三里、血海、曲池、肺俞为主。通过抽取患者静脉血后再将血注射入穴位。一般3天1次，5次为1个疗程。

（5）刺络拔罐法　该法由锋针刺血发展而来，具有开窍泄热、宣通络脉、调和营卫及消肿止痛等作用。常用的穴位为背部经穴（大椎、肺俞、脾俞、胃俞、肝俞、膈俞、肾俞、三焦俞、大肠俞），背部阳性反应点，痤疮皮损局部。一般用三棱针、梅花针或注射器针头点刺或叩刺后，用玻璃罐吸拔，留罐时间5~15分钟，每日或隔日治疗1次，10次为1个疗程。

如何用锋勾针治疗痤疮？

锋勾针是师怀堂"新九针"之一，是由古九针中的锋针与民间常用的钩针结合而成。针具外形呈勾型，细小尖锐。中医学认为外放恶血，热邪随之而泄。锋勾针挑治能达到清泻热毒、活血化瘀的功效；挑刺放血更可以攻邪扶正，和血养血，有利于痤疮皮损的修复。在治疗痤疮的过程中有利于进入毛囊口实施挑割，挑出皮脂栓并使脓血外出，可阻断皮损处炎症及免疫反应的进一步发展。

锋勾针主要适用于治疗痤疮的黑头粉刺、炎症性丘疹、脓疱、结节、囊肿等。治疗时需注意：①尽可能地将痤疮局部皮损毛囊腔里的滞留物和炎性物进行彻底清除；②已成脓肿者，在应用锋勾针治疗的同时配合抗生素治疗；③有严重的感染、凝血功能异常者及恶性肿瘤部位不宜使用锋勾针。

火针可以用于治疗面部痤疮吗？

传统的火针忌用于面部，然而现代临床实践已经突破了"热证忌灸"的理论，将火针用于一些热性病证。如痤疮本属热性病症，病程长久，郁热闭阻于内。火针作用于面部皮损处，借助于火针的火力，开启门户，使壅结的火毒之邪有所出路，以热引热，寓意"火郁发之"之意，使火热之邪得以外泄、郁结之物得以消散。

不少人都担心，运用火针来治疗痤疮会不会遗留瘢痕吗？其实，现代火针的操作已逐渐规范，只要严格遵守相关无菌操作流程，火针治疗面部痤疮即安全、可靠，又经济、便捷。当然操作后创面的预防感染也是重要的护理步骤。一般建议每周治疗一次，针刺后24小时内要避免洗浴，必要时可外用抗生素预防感染。

穴位埋线疗法对痤疮治疗的作用如何？

穴位埋线是在中医整体观、辨证论治的基础上产生的，是集多种疗法、多种效应融于一体的复合疗法，具有针刺、放血的双重疗效。根据针灸循经取穴的原理，将羊肠线埋于穴位，经过缓慢吸收，因其特定而持久的生化刺激和经络刺激双重功效，而达到治疗目的。

羊肠线在体内需15~20天被吸收，可以产生较一般针刺更强烈持久的针刺效应，起到通其经脉、调其气血、和其脏腑、平衡阴阳的作用。研究证实穴位埋线可促进人体血液循环，加速炎症吸收，从而促进痤疮皮疹消退。其次，羊肠线埋入机体后，逐渐液化、吸收的过程由异体蛋白刺激所致，类似组织疗法，有增强免疫功能的效应，可以促进机体新陈代谢。再者，传统埋线疗法中的穴位局麻以及皮肤切割，都能对穴位、神经以及整个中枢神经系统产生一种综合作用，使组织器官的活动能力加强，血液循环及淋巴回流加快，局部新陈代谢增强，其营养状态得到改善。埋线时针眼少量出血或渗血，有时淤于皮下，又增加了穴位刺激量，进一步激发经气，辅助羊肠线发挥长效作用。

穴位埋线法治疗痤疮的机理可能是多种刺激同时发挥作用，形成一种复杂、持久、柔和的非特异性刺激冲动，通过神经传入中枢系统，干扰和抑制病理刺激。埋线一次作用可以持续1个月，能减少患者就医次数，从而提高患者依从性。同时，此法具有疗效佳、安全性高、成本小、操作简便、易于开展的优点，又能弥补针刺时间短、疗效难巩固、易复发等缺点。

穴位埋线取穴以背俞穴为主，多取大椎、肺俞、膈俞、脾俞、胃俞，并结合辨证配穴（与毫针刺法取穴相似）。亦有选取腹部穴位（气海、关元、中极、归来、子宫）进行埋线。一般选用3-0#胶原蛋白铬制医用羊肠线，按无菌操作方法将线段埋入相应穴位，一般每周治疗1次，4次为1疗程。

中药熏蒸如何治疗痤疮？

中药熏蒸疗法又叫蒸汽疗法、汽浴疗法、中药雾化透皮疗法，是以中医理论为指导，利用中药煎煮后所产生的蒸汽，通过熏蒸机体部位达到治疗目的的一种中医外治疗法。

早在《黄帝内经》中就有"摩之、浴之"之说。《理瀹骈文》中记载："外治之理，即内治之理；外治之药，即内治之药，所异者法耳。"皮肤是人体最大的器官，面积约1.5m²，毛孔很多，除具有防御外邪侵袭的保护作用外，还具有吸收、分泌、排泄、感受外界刺激等多种功能。中药熏蒸疗法具有蒸汽和药物双重作用，通过疏通毛孔，软化角质，宣发肺气，清热解毒而治疗痤疮。另外，在中药熏蒸过程中皮损表面会形成药膜，可抑制痤疮杆菌的繁殖并有减轻炎症的作用。

熏蒸的药物既可选择中成药也可使用自拟药方。中成药可选择三黄洗剂等。自拟中药方用药多以清热解毒、凉血散结药物为主，如蒲公英、紫花地丁、马齿苋、连翘、大黄、黄柏、桑白皮、黄芩、白花蛇舌草、浙贝母等。熏蒸时将外用中药加入中药熏蒸仪中，加热至有蒸汽均匀喷出，每次20分钟，熏蒸后清洁面部，每周3次，4周为1个疗程。

制作中药面膜的常用方剂和调制方法有哪些？

中药面膜疗法将药物、按摩、理疗有机结合起来，达到面部皮肤保健和治疗皮肤病的目的的方法。根据不同的需要（如脱色、祛斑、消炎、美肤、润肤等）选择不同的药物，配合人体的经络穴位按摩，再结合离子喷雾敷于面部，使药物充分渗透吸收。在成膜的过程中，由于倒膜产热，使血液循环加速，所以配合倒膜，可促进中药的有效成分吸收，在揭去倒膜的同时还可将毛囊内的皮脂及污垢一并清除，使毛孔通畅，有利于皮脂的排泄和外用药物的渗透吸收，从而起到良好的治疗作用。面膜产生均匀而持久的紧缩压力，有助于真皮纤维组织和肌肉的收缩，具有消除面部皱纹的作用。

常用中药面膜操作的方法有直接涂布、浸湿面膜纸外敷和石膏倒模等。中药面膜根据成膜状态、所用材料及作用可分为硬膜、软膜、中草药面膜及其他面膜。中药面膜常用清热解毒、化瘀消斑的药物。如，以炎性皮疹及粉刺为主者皮损选择颠倒散、黄芩、大黄、黄连、连翘等清热解毒类药物。以暗红斑为主选用桃仁、赤芍、冬瓜仁等凉血化瘀类药物研末以蜂蜜调配，涂于面部，待药膜干燥后取下。

中药面膜粉调制方法主要有直接将中药颗粒剂或中药研粉过筛加水调制。敷面膜厚度约2mm，每次20~30分钟，每周1~2次，疗程3~4周。操作可配合挑治清创、喷雾或按摩以增加疗效。

中药面膜治疗痤疮有哪些注意事项？

（1）调制的注意事项　根据不同皮肤类型选用合适的面膜。现场调膜要注意水、粉的比例，不得过稀或过稠。

（2）涂膜的注意事项　尽量避开眼、口、鼻等部位，头部用头巾包住。注意面膜的温度，防止烫伤皮肤。涂膜时注意涂膜的速度及膜外观的美观性。保证有一定的厚度，表面光滑平坦。面膜敷于面部时禁止大笑、做复杂的表情，尽量避免讲话，以免面膜因面部肌肉的运动而脱落。

（3）揭膜的注意事项　揭膜从下至上，动作要熟练，注意避免拉扯头发。揭去面膜后及时清洗面部，外涂保湿产品。

美容治疗

痤疮有哪些物理及化学治疗方法？

痤疮的物理及化学治疗方法主要包括红蓝光、化学剥脱治疗、激光与光子治疗等，作为痤疮辅助或替代治疗以及痤疮后遗症治疗的选择。

（1）单纯蓝光治疗　高强度窄谱蓝光能射出波长407~420nm的可见光，可有效活化痤疮丙酸杆菌（P. acne）产生内源性卟啉（主要为粪卟啉Ⅲ）。粪卟啉Ⅲ类似色基，可选择性的吸收波长峰值为320nm和415nm的蓝紫色可见光，发生光化学变化，引发氧自由基反应，使P. acne不能生存。蓝光属窄谱光源，减小了无效光对皮肤的损害，因此可以通过短时间内高能量光选择性杀灭P. acne，同时保护正常皮肤组织不受损伤。蓝光可以有效降低皮脂分泌，增加皮肤弹力度，缩小毛孔，但不会减少皮肤水分，从而可以很好地改善患者皮肤性质，减少痤疮复发。蓝光适用于轻、中度痤疮，有较好的治疗效果，无明显副作用，但其穿透力有限，不适用于重度痤疮。

（2）红蓝光治疗　红蓝光治疗是利用高纯度的红光和蓝光，杀灭皮肤内的P. acne等微生物，减少皮脂溢出而抑制炎症，达到治疗痤疮的效果。红光波长在620~760nm，虽然激活卟啉的作用较蓝光弱，但具有更强的组织穿透力。红光可以最大限度地减少与痤疮有关的红斑反应，能刺激细胞，特别是纤维细胞增生，对组织起修复作用，并通过调整基质金属蛋白酶（MMP），使胶原再生，从而改善肤质，减少瘢痕的形成。两者结合能更好地发挥作用。红蓝光联合治疗痤疮具有安全有效、非烧灼性、非侵害性等优点，尤其对传统方法效果不理想的轻、中度痤疮。许多研究证实联合多种光源治疗寻常型痤疮，治疗效果更好。通常每周治疗2~3次，至少连续4次为1个疗程。

（3）化学剥脱治疗　详见相关章节。

（4）激光与光子治疗　详见相关章节。

红外线可以治疗痤疮吗？

红外线属于不可见光，医用红外线波长在0.75~4μm之间，临床应用近红外线为主（0.75~1.5μm）。人体皮肤和皮下组织是吸收红外线的主要区域。红外线主要的生物学效应是辐射引起的热效应以及温热引起的一系列生物效应，包括：促进血管扩张、血流加快、改善微循环、促进炎症的吸收、加快细胞的新生和修复，从而促进肉芽生长、伤口和溃疡的愈合；降低末梢神经的兴奋，松弛肌张力，减轻疼痛。利用红外线的生物效应可以治疗各种急慢性炎症性皮肤病，如皮肤疖肿、甲沟炎、慢性溃疡、冻疮、带状疱疹后遗神经痛，也可以用于痤疮的治疗。

临床上治疗痤疮的红外线多是处于红外线波段的脉冲激光，包括1320nm激光、1450nm激光和1550nn激光，可以治疗炎性痤疮。临床上很少使用连续红外线治疗痤疮，原因是多方面的：①长时间红外线照射后皮肤充血，表现为境界不清颜色不均匀的热红斑，反复照射容易导致色素沉着；②红外线光源很难做成面罩式设计，特别是面罩式LED红蓝光普及后，单纯依靠热效应的连续红外线很少用于痤疮治疗。

什么是化学剥脱术？

化学剥脱术，也称为化学换肤术，是一种通过化学剥脱法去除皮肤表层，从而改善皮肤外观和提升皮肤功能的化学治疗方法。其作用原理是利用人体创伤后的修复机制，将皮肤的损伤控制在一定范围内，破坏部分或全部的表皮，刺激胶原蛋白重组，重新生成健康的表皮和真皮。

化学换肤常用的药物主要有α-羟丁酸、壬二酸、维A酸、间苯二酚、水杨酸等。正常皮肤含有70%的水，其中溶解着各种不同浓度的物质，例如：蛋白质、脂肪和糖类（碳水化合物）。在表皮中最重要的分子就是角蛋白，其蛋白质含量大于真皮。真皮中最重要的分子是胶原蛋白、弹性蛋白、氨基葡聚糖和蛋白聚糖，其糖类和脂肪含量比较高。由于皮肤中不同的组织层所组成的化学结构分子不尽相同，所以在相同浓度的换肤液做化学换肤时，化学换肤液渗透的深浅决定了化学换肤液发生反应和作用的程度。

正常人表皮pH为4.2~5.6，呈弱酸性，而接近基底层的表皮角质形成细胞及黑素细胞较多，其酸碱度则为4.8。干性皮肤的表皮酸碱度比油性皮肤高，一般在6左右。由于真皮中含有较多的体液及血液，其酸碱度在6.0~6.5，相比于表皮偏碱性；真皮乳头层pH约为6.0，真皮网状层pH可达7.0。因此，换肤液的pH和皮肤的pH梯度就决定了换肤液能穿透皮肤的深度，可适用于治疗轻度到中度的皮肤光老化，皮肤纹理粗糙、暗黄晦暗、细小皱纹、红血丝、轻中度痤疮、痤疮瘢痕、鱼鳞病、毛发角化症及促进外用产品渗透等。

常用的化学剥脱术有哪些？

根据换肤药物在皮肤渗透的深度不同，化学换肤可分为极表浅、浅表、中度和深度换肤。极表浅换肤可穿透表皮角质层，可能进入表皮棘层浅层部分。浅表换肤可穿透表皮全层，可能进入真皮乳头层。中度换肤可穿透表皮全层，可能进入真皮网状层浅层部分。深度换肤则可穿透真皮网状层的中层部分。一般医生会根据Fitzpatrick皮肤分型（见表3）来选择适合的换肤方式。

表3 Fitzpatrick皮肤光反应分型

皮肤分型	肤色	对夏天阳光照射初次反应
I	白	总是晒伤，从不晒黑
II	白	常常晒伤，很难晒黑
III	白	有时晒伤，通常晒黑
IV	棕黄	很少晒伤，容易晒黑
V	深棕	几乎不被晒伤，容易晒黑
VI	黑	从不晒伤，非常容易晒黑

（1）极表浅换肤 总体安全性比较高，几乎适用于所有皮肤类型。常用的换肤液包括10%~15%三氯醋酸（TCA）、α-羟基酸（AHA）、β-羟基酸（即水杨酸）、维A酸及Jessner溶液（14%间苯二酚、14%水杨酸、14%乳酸及乙醇），这些换肤液可通过去角质层，促进棘层增厚，增加颗粒层厚度来达到改善肤质作用，通常用来治疗痤疮、黄褐斑、日光性雀斑样痣等。

（2）浅表换肤 常用的换肤液包括20%~35%三氯醋酸、70%甘醇酸及Jessner溶液（间苯二酚、水杨酸、乳酸和乙醇），这些换肤液可穿透整个表皮。对于治疗日光性角化症、日光性雀斑样痣、表皮增生性疾病（如脂溢性角化）的作用比极表浅换肤更有效，且兼具改善肤质的作用，在术后会发红及脱屑，尤其在肤色深（Fitzpatrick皮肤分IV~VI型）的人种使用时需注意。

（3）中层化学换肤 包括组合换肤方式，如干冰加三氯醋酸，或Jessner溶液加三氯醋酸。组合型中层化学换肤治疗日光性角化、皱纹、黄褐斑、脂溢性角化、日光性雀斑样痣及改善肤质的作用比浅层换肤有效，但仍需注意肤色较深者（Fitzpatrick皮肤分型IV~VI型）产生炎症后色素沉着的概率比较高。术后皮肤发红和脱屑通常需要7~10天缓解。此外，中层化学换肤也可以用来治疗眼周及口周因采用激光、换肤后产生的肤色不均匀问题。

（4）深层化学换肤 其作用可以与CO_2激光皮肤磨削术相媲美，通常只适合Fitzpatrick皮肤分型 I 和 II 型的患者使用。深层化学换肤包括Baker-Gordon换肤法，它是巴豆油、酚及6-氯酚液态肥皂的复方，此类换肤可以明显改善严重的皱纹、痤疮瘢痕及皮肤松弛。然而由于它的穿透深度相当深，而且酚对于黑色素有毒杀作用，所以部分患者有发生色素脱失的风险，尤其是深肤色者，反之，对Fitzpatrick皮肤分型Ⅰ型和Ⅱ型者比较适合。术后产生的皮肤发红和结痂需要2周以上方可消退。

一般来说，就同一化学换肤药物来讲，其换肤深度与药物的浓度、pH酸碱度、作用时间（中和换肤治疗时，中和药物治疗前的药物停留时间）、涂抹技术（面部压力大小、涂抹工具）、涂抹遍数、治疗前准备（治疗前日用护肤品和外用药物的处理）、皮肤类型等密切相关。浓度越高、作用时间越长、涂抹时用力越大、涂抹遍数越多药物渗透性越强，治疗前使用过维A酸、羟基酸等外用产品，或者有过皮肤磨削、破损等，也可增加其渗透性。

常用的化学剥脱药物有哪些？

化学换肤液根据其作用机制分为三大类：腐蚀性、代谢性和毒性类。其中α-羟基酸（AHA）、壬二酸、维A酸类药物为代谢性，三氯醋酸为腐蚀性，间苯二酚、水杨酸为毒性类，需注意腐蚀性换肤液作用通常局限于化学成分所接触皮肤范围，而有毒性的成分需注意吸收后的全身性反应。

（1）α-羟基酸（AHA）　是一组最常用的化学换肤药物，最早是从水果中分离出来的，包括甘醇酸（甘蔗）、苹果酸（苹果）、酒石酸（葡萄）、柠檬酸（柠檬）、杏仁酸（杏仁）、乳酸（牛奶）和植酸（稻米）。AHA能穿透皮肤角质层，破坏角质形成细胞间的桥粒连接，加快角质层脱落。日常使用的外用产品中也常加入10%以下的低浓度弱酸性（pH≥3.5）的AHA。

（2）甘醇酸（glycolic acid，GA）　是最常用的AHA，通常为无色透明溶液或者凝胶，作用于皮肤上无明显改变。GA换肤的临床表现不一，其临床终点反应没有一个精确的标准，因此治疗时需注意及时中和。经典的浅表换肤GA浓度应超过70%，在此范围内浓度越高，pH越低，生物反应越强，但过酸时（pH<2），不仅不会增加疗效，还会增加操作风险。

（3）乳酸　是一种温和的酸，具有天然保湿性。乳酸作用于皮肤后形成Lactate，属于皮肤的天然保湿因子，具有很好的保湿作用。浓度超过50%的乳酸是一种非常表浅的换肤剂，在复合酸换肤中常与其他浅表换肤联合使用。

（4）β-羟基酸（SA） 是从柳树皮、白珠树叶和甜桦树中提取出来的一种β-羟基酸。30%以上的水杨酸有浅表换肤作用。水杨酸的亲脂性使其能渗透进入粉刺，溶解皮脂，对痤疮具有良好的治疗效果。另外，水杨酸的抗炎作用使其能治疗玫瑰痤疮等敏感性皮肤问题。不同于α-羟基酸，水杨酸制剂作用于皮肤具有自行中和性，一旦出现白色沉淀即"伪霜"，就意味着酸液停止向皮肤渗透，且具有轻度的麻醉作用，因此治疗时终点反应明确，容易掌握。

（5）三氯醋酸（TCA） 是由醋酸和氯合成产生的。三氯醋酸的浓度决定了药物渗透的深度和扩散范围。常用于浅表换肤的纯三氯醋酸溶液浓度超过20%，外用于皮肤后也会出现"白霜"，但不同于水杨酸的"伪霜"，三氯醋酸换肤后在皮肤上的"真霜"不能被扫除，结霜程度直接对应三氯醋酸在皮肤中的渗透程度。

（6）Jessner液和其他复合换肤液 单一配方中加入多个酸即为复合酸。大多表浅换肤酸都可以组成复方酸，如乳酸、三氯醋酸，水杨酸、甘醇酸等。通过组成复方酸，减少单一酸用量，提高疗效、减少各酸潜在副作用。此外，针对不同治疗目的，还可在复方酸中加入特定作用的制剂成分，例如保湿剂、抑制黑色素生成剂等。

（7）维A酸类药物 维A酸类药物更多的用于浅表换肤，添加包括从高强度的0.03%的维A酸到低强度的15%维生素A。维A酸能降低胶质细胞间的聚合力，促进角质形成细胞脱落，抑制黑色素形成，具有抗氧化功能，可刺激胶原蛋白生成，并减轻毛囊角化。维A酸类可单独使用，但更多的是在甘醇酸、水杨酸等换肤治疗后添加使用，促进角质脱落，强化治疗效果。

（8）酶类 蛋白水解酶也有角质剥脱作用，常用于浅表换肤。大多数酶类能诱导皮肤角质层分离脱落。常用的酶类，包括蛋白酶（来自菠萝）、乳糖（来自酸败的牛奶）、木瓜蛋白酶、胃蛋白酶、南瓜、番茄和蘑菇提取物。由于来源原因，酶类制剂常有刺鼻气味，应用于皮肤时，需要水活化，通过沾水涂抹局部，加入蒸汽热喷。治疗时患者通常感到温暖舒适，而非烧灼、刺痛感。一般治疗后2~10分钟用清水清洁。

化学剥脱术适宜治疗哪种类型的痤疮？

痤疮应根据其严重程度分型治疗。局部治疗包括使用化学换肤术和使用减少皮脂腺分泌和抗炎药物。化学换肤术治疗痤疮原理主要是通过干扰细胞表面的结合力来降低角质形成细胞的黏着性，加速表皮细胞脱落与更新，调节皮脂腺的分泌，同时刺激真皮胶原合成，黏多糖增加及促进组织修复。

极表浅及表浅化学换肤常使用的换肤液有 α–羟基酸、甘醇酸或 β–羟基酸本身就具有溶解角质的作用，所以对于寻常痤疮的粉刺、丘疹、脓疱具有治疗作用。尤其是 β–羟基酸，因为它本身是脂溶性的，可穿透到皮脂腺单位内，所以对于痤疮的治疗有特别的帮助。但有可能会产生暂时性的脱屑、红斑及炎症后色素沉着，通常很快缓解，基本无长期的副作用。在 Fitzpatrick 皮肤分型中 Ⅳ~Ⅵ 型患者，用 β–羟基酸做非常轻微的浅表层换肤时，产生炎症后色素沉着的概率很低。中层化学换肤术一般不宜用于治疗痤疮，由于中层化学换肤后常需使用较为厚重的保湿剂而诱发化妆品痤疮，同时由于换肤后产生的皮肤肿胀、炎症现象，可能会造成痤疮加重。深层化学换肤由于可穿透至真皮网状层，因此可用于治疗重度痤疮及痤疮瘢痕。此外，化学剥脱术能帮助细胞碎片和细菌脱落，并使外用药物更有效吸收，有效减少炎症后色素沉着的发生，提升患者整体外观和自信。

化学剥脱术有哪些并发症？

化学剥脱术本身也可能产生许多潜在并发症。造成化学换肤并发症的常见原因就是换肤过程医师训练不足。化学换肤所用药液由于多属腐蚀性、代谢性和毒性类药物，因此科学合理地存放、准备及处理这些化学换肤液是绝对必要的。在准备换肤液时，如果配方错误的话，会导致并发症。虽然很多化学换肤的并发症可以在事后弥补，但重要的是预防不必要的并发症。可能发生的常见并发症主要有皮肤肿胀、疼痛，持续红斑、瘙痒、色素沉着等，其他少见的并发症还有疱疹复发、痤疮继发感染、毛囊炎、过敏反应、色差分隔线、眼伤害、肤质不均一等。

几乎所有的换肤术后都会出现肿胀、疼痛、红斑反应、色素沉着、瘙痒等不适。肿胀多发生在换肤后24~72小时，尤其在深层换肤时比较明显。通常都不太严重，换肤后采用冰敷，一般可缓解肿胀，严重时可系统应用糖皮质激素治疗。

疼痛在中层和深层换肤中很常见，疼痛严重程度和患者忍耐程度有关。中层换肤通常在涂敷完换肤液后产生短暂的疼痛，一般不需特殊处理。但是深层换肤疼痛会比较严重，但一般不会持续超过8~12小时。

红斑反应是换肤后产生的自然反应，酚换肤后的红斑通常会持续6~8周，而三氯醋酸换肤后的红斑反应通常2~3周就会消失。持续红斑通常在中层和深层换肤中比较容易发生，且持续时间比较久。但是如果有持续型红斑反应则需警惕产生瘢痕，出现这种情况，最好外用、甚至局部注射或口服激素类药物。顽固红斑可使用强脉冲激光或脉冲染料激光治疗。

色素沉着可能在任何化学换肤中发生。如果患者肤色较白，是Fitzpatrick Ⅰ或Ⅱ型皮肤，一般不容易产生色素沉着。但如果患者是Ⅲ或Ⅳ型皮肤，则较容易产生色素，特别是有过炎症后色素沉着史者，可在换肤前测试，假如产生色素沉着，可使用4%或更高浓度对苯二酚，当皮肤已经完全修复，可以加维A酸增强美白。日常护理建议常规使用防晒剂，注意护肤后避免服用雌激素、避孕药或其他光敏药物等。

感染性的化学换肤并发症，如疱疹复发、毛囊炎、痤疮等，可预防性使用抗病毒药物或系统应用抗生素。对于瘙痒和变态反应，可口服抗组胺药物。化学换肤导致的色差分隔线最容易发生在下颌以下、眼周及口周位置，为了避免这种情况，换肤区域通常会比预设区域向外延伸5mm，在换肤边缘可使用较低浓度换肤剂，在分隔线区域重复换肤是改善色差分隔线最好的办法。眼部伤害多由于飞溅导致，如为酸性换肤液，需尽快用大量生理盐水冲洗；如为酚类换肤液，则需用大量矿物油清洗。

由于化学换肤液剂型多为溶液，易在皮肤皱褶处蓄积、停留，造成局部穿透深度增加。尤其是口角、木偶纹、鼻唇沟、特别是鼻唇沟上端、目外眦皱纹等部位易蓄积停留，建议外用凡士林乳膏将这些部分预先圈起来保护，以免受到过度治疗。化学换肤导致的肤质改变是化学换肤的治疗效果，但如果不当换肤容易导致肤质不均一，特别是换肤前面部清洁不彻底，导致换肤液不能均匀穿透表皮到达一致的深度。此外，在操作时也需注意涂刷换肤液需均匀一致，如有产生不均匀现象，3个月后可再做换肤改善。

应用化学剥脱术治疗痤疮有哪些注意事项？

（1）禁忌证　以下各种类型患者为禁忌证：①对换肤液成分过敏者；②妊娠期和哺乳期者；③治疗区域有活动性感染；④瘢痕疙瘩或肥厚型瘢痕疙瘩；⑤治疗区域有皮肤病（皮肤肿瘤、白癜风、银屑病、特应性皮炎）；⑥治疗区域6个月内接受过深度化学换肤、皮肤磨削术、放射治疗等；⑦6个月内服用过维A酸类药物史；⑧出血性疾病、未控制的全身性疾病；⑨治疗前后防晒不够，包括使用美黑床；⑩抱不切实际的期望者；⑪对阿司匹林过敏者禁止行水杨酸换肤。主要是由于阿司匹林的成分为阿司匹林，与水杨酸有相似的化学成分。阿司匹林过敏的患者在高敏状态下可发生交叉过敏反应，即机体被阿司匹林致敏后，若再用与该种药物化学结构相似或存在共同化学基团的药物如水杨酸也可发生过敏反应。

（2）治疗的前准备　与患者充分沟通；治疗前2周及治疗期间停止美黑，避免日光暴晒；治疗前1~2周停止使用含有AHA（例如甘醇酸和乳酸）的高强度外用护肤品；曾在治疗区域或周围区域有单纯疱疹或水痘既往史者，治疗前两天开始应用预防性抗病毒药物治疗（阿昔洛韦400mg/次或伐昔洛韦500mg/次，每天2次），一直用到治疗后3天；彻底做好皮肤清洁，依次使用温和的洁面乳、含果酸成分的清洁剂、具有收敛功效的爽肤水清洁；在换肤药液可能积聚部位外涂凡士林软膏；冲洗用生理盐水。关于是否可外用处方类维A酸类药物尚有争议，虽然维A酸类药物应用可提高换肤效果，但仍因其易导致皮炎而被限制应用。有条件者，可在换肤前行皮肤斑贴试验，但是斑贴实验阴性并不意味着使用期间绝对安全。

（3）换肤液的选择　水杨酸、果酸、甘醇酸和维A酸类常用于痤疮和油性皮肤。面部一般选用水杨酸换肤和果酸换肤，但由于水杨酸换肤终点反应容易确定，因而被更广泛使用于临床。面部以外的部位常选用乳酸、复合酸等有保湿作用的药物，特别是颈前和胸部皮肤。用于浅表换肤的水杨酸溶液，一般浓度为10%~30%。如后续要做加强治疗，只有在确定皮肤具有一定耐受力的前提下，才可以提高治疗强度。

（4）治疗的范围　痤疮多发于面部，但也可累及躯干胸背部。相比之下，面部以外的皮肤更干燥，修复更慢，疗效不如面部明显，容易出现并发症。每次化学换肤的治疗范围，要控制在体表面积的25%以内，大面积使用水杨酸等化学换肤药物可能导致全身中毒。此外，大面积换肤治疗可引起强烈不适感，增加治疗后的皮肤护理难度。

（5）治疗的疗程　一个化学换肤疗程一般包括6次换肤治疗；每次治疗间隔2~4周不等。具体取决于换肤治疗的强度和患者皮肤的敏感性。疗程开始时，一般最先使用极浅表换肤，一般治疗间隔为2周。随后的治疗会提高强度，使用浅表换肤，一般间隔4周。疗程结束时如做加强治疗，一般需要休息2个月左右。当患者开始下一个治疗疗程时，仍建议从极浅表开始过渡到深层换肤。

化学剥脱术后居家皮肤护理有哪些注意事项？

化学换肤治疗后，可能产生肿胀、疼痛、红斑反应、色素沉着、瘙痒等不适。最易产生红斑、色素沉着，因此换肤治疗后保湿、防晒最为重要。

有部分患者因保湿不当而导致痤疮复发，因此在化学换肤治疗痤疮后的间歇期，采用合理的皮肤护理不仅可以有效避免上述不良反应发生，同时也能有效预防痤疮再发。

（1）清洁　化学换肤术后，皮肤换肤反应会有所不同，从局部轻微发红到大片皮肤结痂脱落，这主要和使用的换肤液及治疗前皮肤状况有关。在修护期内应避免搔抓或撕扯皮肤，防止炎症后色素沉着或瘢痕产生。对于痂皮可使用药用洁面乳以去除皮肤表面的碎屑和皮脂。由于需要较高的表面活性剂浓度，痤疮的清洁剂通常设计为多泡沫型，成分通常含有减少皮脂的活性成分，以促进角质脱落和细菌生长，如果含有乳酸、AHA的共混物或2%水杨酸成分的胶棉产品。避免使用去角质颗粒和粗海绵，以防过度刺激和磨损皮肤。

（2）治疗　包括除角质、抗炎和祛脂清油治疗。针对皮肤敏感、紧绷、干燥、轻微发红可采用冷敷，治疗区域每1~2小时冷敷15分钟。严重时可口服对乙酰氨基酚等，一般不需使用。在治疗后1~2周，建议持续使用舒缓修护类护肤品，但需注意避免使用含有刺激成分的产品。化学换肤术后即刻可以使用含有过氧化苯甲酰或水杨酸的凝胶、乳霜以预防和治疗毛囊角栓，特别是水杨酸，由于其亲脂性使其能渗透到皮脂堵塞的毛孔溶解粉刺，使粉刺栓变松软，进而消除粉刺栓，减少细菌繁殖和炎性反应。治疗痤疮的间歇期，面部的痤疮可能有少量复发，在家可以选用含有水杨酸或维A酸类的凝露、面膜以调节细胞更新。此外，还可以使用以透明质酸、泛醇为基础成分的凝胶、乳霜。也可使用植物仿生皮脂（植物甾醇、甘草提取液、红没药醇）、紫草、桑白皮、金银花等提取物的中药面膜以抗炎和保持皮肤水合状态。

（3）防护　包括防止细胞氧化和防止紫外线辐射。可使用含有维生素C或阿魏酸的精华以减少紫外线照射引起的有害氧化作用。部分治疗痤疮的药物，例如：多西环素、维A酸类药物等可以增加光敏性，特别对无保护的皮肤，会导致皮肤产生红斑，红斑可引起炎性损害，最终导致炎症后色素沉着。因此，治疗后至少4周内要严格防晒、避免暴晒，以减少并发症。外出建议戴宽边帽子、墨镜打伞；一般推荐使用含有二氧化钛或氧化锌成分，SPF ≥ 30；PA+++的广谱防晒产品。

光动力疗法治疗痤疮的原理是什么？

光动力疗法（Photodynamic Therapy，PDT）是近些年在皮肤科广泛应用的光化学疗法，用于治疗浅表皮肤肿瘤、HPV感染性疾病、痤疮等。5-氨基酮戊酸光动力疗法（ALA-PDT）治疗痤疮机制是通过外源性给予5-氨基酮戊酸（ALA），经过血红蛋白合成途径代谢生成光敏物质原卟啉IX（protoporphyrin IX，PPIX），经红光（630nm）或蓝光（415nm）照射后，产生单态氧，作用于皮脂腺，造成皮脂腺萎缩，抑制皮脂分泌，直接杀灭痤疮丙酸杆菌等病原微生物，抑制皮脂腺分泌和破坏皮脂腺结构，预防或减少瘢痕形成。研究证明，人的离体毛囊皮脂腺细胞用ALA处理后，产生明显的PPIX，皮脂腺周围区域PPIX的表达最明显，亲脂性的PPIX容易在皮脂腺油脂充足的环境中累积，当光照时产生光毒效应，损伤皮脂细胞，从而减少了皮脂腺的分泌。

光动力适用于治疗哪种类型的痤疮？

大量的临床研究表明光动力治疗是一种安全、高效、无系统副作用的痤疮治疗方法，特别适用于口服药物疗效欠佳，或伴有肝功能异常、高脂血症的患者以及近期有生育计划的育龄期女性，易产生痤疮瘢痕的中、重度痤疮患者的治疗。

由于目前国内光动力药物相对于常规药物价格偏高，综合考虑现有治疗方法、光动力疗效及不良反应的平衡，光动力治疗痤疮的最佳适应证是以囊肿为主的重度痤疮，这是传统药物治疗的难点，却是光动力治疗的优势。

光动力疗法治疗痤疮的疗效如何？

光动力疗法是近年来用于治疗中重度痤疮的新型手段，特别是伴有脂肪肝、肝功能损害或高脂血症的痤疮患者。该法采用10%ALA浓度，3小时的孵育时间，效果甚至优于中等剂量的异维A酸，并且起效快，无系统不良反应，兼具良好的美容效果。但光动力疗法作为新的治疗方法，患者对其认知度不高，并且由于方法本身存在引起"反应性痤疮"的副作用，因此加强治疗前后的宣教十分必要。这有助于减轻患者心理压力，提高治疗的舒适度及患者的依从性，从而保证光动力治疗的效果；使患者正确对待疾病，对光动力的治疗有合理的期望值；正确处理光动力治疗后可能的不良反应，避免可能诱发痤疮的因素，减少痤疮的复发。

光动力治疗痤疮的过程是怎样的？

（1）治疗前准备　治疗前常规签署知情同意书，清洁患处，消毒后，去除脓栓及痂皮，粉刺较多者可能需要在治疗前先去除粉刺。

（2）敷药照光期　将新鲜配制的3%的ALA凝胶均匀外敷于患者皮损处，避光封包1~3小时后（具体封包时间视患者实际情况而定，首次时间短些），擦去残留药物，患者闭目戴护目镜，接受635nm左右的LED红光照射患处。首次能量控制在50J/cm^{2}以内，以平衡疗效和不良反应，以后可以逐渐加量，但不宜过大。每次照射治疗时会有不同程度的疼痛，一般可以耐受。

（3）治疗后护理　治疗后患者冷敷20分钟左右。照光结束后48小时内患处严格避强光，注意防晒、日常保湿。治疗后多数患者会有不同程度的结痂，1周内复诊，以后每2周治疗1次或遵医嘱。

光动力疗法治疗痤疮多少次为一个疗程？

一般3~4次为一个疗程，治疗间隔为10~14天。反应性痤疮严重者可以适当延长治疗间隔，但治疗间隔过长可能会影响疗效。有学者对光动力疗法治疗后的患者进行了长达一年的随访，约48%的患者获得持续性的症状改善，显示光动力疗法的远期疗效也令人满意。

光动力治疗会出现哪些副作用？如何处理？

不良反应包括疼痛、红斑、水肿、脓疱、渗出、色素沉着等。

（1）烧灼疼痛　几乎每个患者在ALA–PDT治疗期间都有烧灼感，一般持续数分钟。

（2）红斑　治疗后即刻会有不同程度的红斑，持续1~5天，大多数在1周内能够消退；高浓度的ALA使得红斑的持续时间更长，治疗后冷敷即可，多数情况下可以不必处理。

（3）脱屑结痂　红斑水肿后的脱屑、渗出后的结痂症状通常在治疗后3~4天出现，因此，需要加强皮肤保湿，不宜过度清洁。部分患者可出现皮肤色素沉着，4~8周后消退，因此治疗后防晒也很重要。

如何解决光动力治疗痤疮过程中产生的疼痛？

光动力治疗过程中均有不同程度的疼痛，具体机制尚未完全阐明。比较公认的说法是光动力治疗本身产生的活性氧簇，它可以直接激活神经末梢，启动疼痛传导，也可以通过诱导组织损伤产生炎症反应导致疼痛。目前光动力治疗痤疮常用的止痛方法包括表面麻醉、局部降温、降低光辐照强度和调整光辐照方式等，而多数的研究认为表面麻醉在减轻痤疮光动力疼痛时疗效不明。

（1）局部降温　局部降温（4℃左右）可以作用于疼痛传导的多个环节，是一种简单易行、安全无风险的疼痛治疗方法，且对治疗产生的红斑、水肿等不良反应也有一定的缓解作用。

（2）降低辐照强度　降低辐照强度或调整辐照方式等对缓解疼痛有

一定的效果，但通常会导致光照时间延长，而且降低辐照强度后是否仍能保证高强度时的临床疗效，目前仍缺乏大样本量循证证据支持，需进一步观察。

光动力疗法治疗后有哪些注意事项？

（1）对可能的不良反应知情　在决定治疗前，确定自己可以接受光动力治疗后短暂的"反应性痤疮"的存在，一般情况下，皮损越严重，反应性痤疮越严重，但也是治疗有效的表现。

（2）必要的休工期　能安排2~5天的休假时间，配合医生完成必要的术前评估和术前处理。

（3）治疗后护理　治疗后注意保湿和防晒。治疗后1~2周避免使用维A酸类、爽肤水等刺激性产品，可在医生建议下使用医学护肤品。

由于光动力主要针对的是重度痤疮，不同于常规的药物治疗，建议治疗后在休息期内遵医嘱密切随访，有条件的情况下接受修复治疗或者护理。

治疗痤疮的激光疗法有哪些？

（1）近红外激光　针对痤疮炎症性皮损，可以选用多种近红外波长的激光，如1320nm激光、1450nm激光和1550nn激光，常根据皮损炎症程度选择适当的能量密度及脉宽，4~8个治疗周期，每次间隔2~4周。痤疮后期红色瘢痕可选用脉冲染料激光。

（2）非剥脱与剥脱性点阵激光　痤疮瘢痕可以选择非剥脱性点阵激光（1440nm激光、1540nm激光和1550nm激光）和剥脱性点阵激光（2940nm激光、10600nm激光）治疗。临床应用时建议选择小光斑、低能量和低密度点阵多次治疗为宜。

（3）脉冲染料激光（pulsed dye laser，PDL）　是基于选择性光热作用理论设计出来的最早的血管类激光，临床使用疗效显著，不良反应小，已成为治疗血管性疾病的首选激光。目前常用的波长是585~595nm。PDL常见的不良反应包括紫癜和暂时性色素改变，水疱、结痂、皮肤质地改变，瘢痕偶有发生。PDL可以用于治疗痤疮后红斑。但由于痤疮红斑常伴有皮肤粗糙、浅表凹陷性瘢痕等表现，随着强脉冲光（光子）的普及及价格优势，脉冲光治疗痤疮更为普遍。

激光治疗痤疮有什么禁忌证？

现代激光治疗已经发展得非常安全，绝对的禁忌证并不多。尽管如此，治疗还是有局限性的，因为医生不可能突破现有医学发展所能提供的治疗技术的极限。因此，痤疮患者在行激光治疗前，有必要配合医生、理解医生，了解西医学的缺陷和不足，正确地面对治疗中所出现的各种并发症和副作用。

激光治疗相对禁忌证包括：①不愿意签订知情同意书的患者；②对于治疗期望值有过高的患者；③有肿瘤病史或者是肿瘤患者，尤其是恶性黑色素瘤或癌前病变等；④有任何活动性感染，包括细菌、真菌、病毒感染等；⑤患者有容易被治疗激惹的疾病，如单纯疱疹、系统性红斑狼疮；⑥有凝血功能障碍史或使用抗凝药物者；⑦有瘢痕疙瘩的患者；⑧皮肤非常干燥的患者；⑨治疗前3~4周有日光暴晒史或美黑史的患者；⑩怀孕期和哺乳期女性。此外，安装人工植入物或安装有心脏起搏器者，不能行射频治疗。

激光治疗痤疮愈后"痘印"原理是什么？

痤疮后"痘印"有2种，包括红色痘印和色素沉着性痘印。红色痘印是痤疮炎症引起血管扩张，痤疮原发皮损消退后血管并不会马上消退，是暂时性红斑。在皮肤温度上升或运动时更红，这种痘印会随着时间的迁移缓慢褪去。色素沉着性痘印是痤疮炎症后色素沉着，组织病理学显示黑素细胞活性增加，可能是炎症使皮肤中的巯基减少，使酪氨酸酶活性增高而引起色素沉着。

激光治疗利用的是选择性光热原理。激光或者强脉冲光，可以被黑素和血红蛋白选择性吸收，靶组织被破坏，因此可以去除色素斑、使毛细血管闭塞。针对红色痘印的治疗方法，主要有染料脉冲激光（585nm，595nm）和强脉冲光（560~1200nm），针对黑色痘印有755nm翠绿宝石激光和强脉冲光（560~1200nm）。强脉冲光还可以透过表皮穿透到真皮和皮下组织，通过光热作用和光化学作用促进胶原的合成和重排，从而在治疗痘印同时使皮肤弹性增加、质地改善，临床应用较为广泛。

有什么方法可改善毛孔粗大？其原理是什么？

毛孔指的是皮肤表面的毛囊开口，而每个毛囊又和一个或多个皮脂腺相连。皮脂分泌旺盛和高雄激素水平都可能刺激毛囊体积增大导致毛孔粗大。肤质细腻均匀是皮肤健康的重要标准之一，而面部毛孔粗大则会影响颜面美观。目前，改善面部毛孔粗大的方法包括化学剥脱术、射频微针、光动力治疗、非剥脱性激光、剥脱性激光等。

（1）射频微针治疗　射频微针的针柄是绝缘体，仅在针尖部位导电，使得能量更加集中在针尖部位，通过射频转化的热能使真皮层胶原纤维收缩，从而达到缩小毛孔作用。

（2）光动力治疗（PDT）　通过光化学作用选择性破坏皮脂腺，抑制皮脂腺分泌，达到治疗毛孔粗大的效果。

（3）非剥脱性点阵激光　是一类波长在1400~1600nm的激光（近红外线），其特点是不引起表皮肉眼可见性损伤，包括1550nm、1540nm、1410nm的铒激光。目前已获得美国FDA批准，但在中国应用较少的1450nm半导体激光，主要作用于皮脂腺，使其恢复正常分泌状态，减少皮脂溢出。同时该激光还能作用于水分子，促进皮肤的新陈代谢，增加胶原的合成，改善毛周角化，有利于粉刺排出，从而治疗毛孔粗大。

痤疮瘢痕的治疗方法有哪些?

痤疮瘢痕包括增生性瘢痕和凹陷性瘢痕。增生性瘢痕是由于胶原过度增生而形成，而凹陷性瘢痕是由于真皮组织的缺损或破坏后经新生结缔组织修复而成。

痤疮瘢痕对患者的容貌及心理造成极大影响。因此，对于痤疮的治疗不仅包含原发性皮损的治疗，也应当包括痤疮瘢痕的治疗。相对于增生性瘢痕而言，凹陷性瘢痕治疗相对容易，主要治疗方法有：激光（剥脱性点阵激光和非剥脱性点阵激光等）、射频疗法、填充疗法（胶原蛋白、透明质酸、脂肪、左旋聚乳酸等）、化学药物剥脱疗法（维A酸类、乙醇酸）、皮肤磨削术、干细胞疗法、外科治疗（钻切术、环钻抬高术、皮下切割术）等。其中激光疗法利用的是点阵式光热分解作用原理，发射出细如发丝的矩形激光束，直接穿透至真皮的瘢痕等病变组织，在瞬间气化、凝固的同时刺激胶原新生和重排。而增生性瘢痕可以采用局部药物注射、激光、手术、放射治疗等方法单用或者联合治疗。

总之，痤疮瘢痕的治疗应根据患者的具体情况来选取合适的疗法，主张个体化的综合治疗方案。

光子治疗痤疮的适应证及注意事项有哪些?

光子即强脉冲光（Intense pulse light，IPL），是由闪光灯产生和发射的一种强复合光，其本质是非相干的普通光而非激光，但工作原理与激光一样，同样遵循选择性光热性作用。波长多为500~1200nm，覆盖了多种色基，如黑色素、氧化血红蛋白、水等的多个吸收峰，治疗时可采用不同的滤光片，滤掉短波长的光源，从而获得不同区间的光进行治疗。一方面强脉冲光可使皮肤中的胶原纤维和弹力纤维再生、重排，恢复皮肤弹性，消除或减轻皱纹；另一方面，强脉冲光能穿透皮肤，被组织中的色素团及毛细血管优先选择性吸收，热能在不破坏正常皮肤组织的前提下，使血液凝固，色素团被热能分解破坏，从而治疗毛细血管扩张，祛除色斑，且能脱除多余毛发等。

由于多种光电设备均可用于痤疮的治疗，IPL 主要用于痤疮炎症后色素沉着、红色瘢痕或伴有浅表凹陷性瘢痕的治疗。每 3~4 周治疗 1 次，4~6 次为 1 疗程，不良反应小，有"润物细无声"之美誉。

注意事项：治疗前后避免暴晒，治疗期间禁止不必要的皮肤美容护理及健身；术后注意保湿、防晒护理；疗效不佳者，改用其他激光治疗。

非剥脱性和剥脱性点阵激光治疗痤疮有何区别？

剥脱性激光能汽化、剥脱一部分皮肤组织，刺激皮肤胶原蛋白和弹力蛋白新生，以达到"激光换肤"的目的。但是，患者需要接受数天的恢复期（3 天左右的水肿性红斑，然后结痂）。非剥脱性激光，顾名思义，也就是不导致脱皮、结痂的点阵激光。通常患者无须停工，对生活影响较小。

目前所用的两类激光多为点阵模式，与传统激光相比，点阵模式术后皮肤修复时间更短，利用的是激光的点阵式光热作用原理，即矩阵样排列的微小光束，或汽化（剥脱性激光）或凝固（非剥脱性激光），刺激皮肤产生热效应，启动炎症和损伤修复机制。在痤疮发疹阶段，可以应用非剥脱性激光的光热作用达到抗炎作用（如波长在 1400~1600nm 的近红外线激光），而痤疮瘢痕阶段，可以使用剥脱性激光达到治疗瘢痕目的。

射频和射频微针可以用于治疗痤疮吗？有哪些禁忌？

射频（Radio Frequency，RF）是一种高频电磁波。RF 可作用于皮脂腺，对皮肤组织的生物学作用主要是热效应。RF 利用高频电场的热能传导作用，使真皮层乃至脂肪层受热（55~65℃），进一步加速皮肤的新陈代谢，促进胶原纤维和弹性纤维收缩、再生、重组，进而达到抑制皮脂腺分泌、紧致皮肤、缩小毛孔、减少皱纹等效果。RF技术一般不用考虑激光治疗中需要注意的光敏性问题，因此几乎适合用于所有人群，目前在皮肤美容领域，射频应用很受欢迎。

（1）单极射频　在治疗头释放很多的能量，一小部分流经皮肤组织，最后经过身体流向地极，效果明显，但患者疼痛感明显，一般以患者能够忍受的最高疼痛作为治疗终点。

（2）双极极射　选择电流阻抗最低的路径，而升高组织温度可以降低电流阻抗。因此使得射频能量更集中作用于较深的靶组织，从而降低射频和光的治疗能量，使得表皮受到保护，并且不会造成辐射泄漏，减少不良反应。

（3）射频微针　近年来发展起来的点阵射频微针技术，是通过点阵式排列的微针，将射频能量直接传递至治疗靶位，针体经过绝缘处理，针尖输出能量，精确有效地将热效应集中于真皮层，避免了传统射频治疗深度不确定和能量传输减退等问题。更多用于除皱紧肤。射频微针由于能量集中于针尖，可促进皮肤胶原增生，更多应用于除皱紧肤，也可用于治疗活动性痤疮和痤疮凹陷性瘢痕。

但由于射频是一种电磁波，因此以下患者要禁用：任何带有活性植入物（如心脏起搏器）的患者、在永久性植入物上治疗、怀孕或者哺乳期患者。

以下情况患者应慎用：活动性感染；皮肤严重不平，影响治疗部位，如敏感性皮肤、开放性创伤和较大的瘢痕、微血管紊乱、其他炎症性皮肤病；任何手术和需要4个月清除周期的换肤手术；免疫抑制类疾病，如AIDS和HIV感染者，或接受免疫抑制治疗；出血性凝血病史或使用抗凝血药物；瘢痕疙瘩史、皮肤萎缩症或伤口愈合能力低下者；对射频耦合胶过敏者。

射频微针和激光治疗痤疮各有什么优势？

射频和激光都是电磁波，两者都可以用于治疗痤疮。射频微针可以治疗活动性痤疮及凹陷性痤疮瘢痕。激光具有能量大、方向专一、穿透性强等多种特点，可以在人体组织局部产生高热量，从而达到去除或破坏目标组织的目的。激光不仅可以治疗炎症性痤疮，对痘印、痘坑均有治疗作用。二者在改善痤疮瘢痕方面疗效无明显差异，有研究者将二者结合治疗痤疮，患者满意度及疗效均较高。

射频微针是一种微创治疗，其针柄的绝缘体设计使能量更加集中在针头部位，同时对周围组织损伤更小，比激光治疗的不良反应要小。此外，微针通过调整进针深度，可实现不同部位、不同类型病损的个体化治疗。

二者均有一定疼痛，激光治疗产生的疼痛会更明显一些。射频微针治疗的终点是患者所能承受的最大疼痛忍受能力；而激光治疗的终点反应一般为皮肤呈灰白色。

激光治疗后会导致皮肤变薄、敏感吗？

一般的激光治疗具有高选择性，能够精准地治疗病灶而不伤害皮肤，因此对于正常皮肤几乎没有或只有极轻微的影响。激光治疗释放能量后，启动皮肤组织修复、刺激胶原增生，从理论上来说，会使皮肤增厚，特别是真皮层的增厚，而不是变薄。因此激光治疗后是不会引起皮肤的敏感或者导致皮肤变薄。

剥脱性的点阵激光治疗过程中由于有部分表皮剥脱，所以可能出现暂时性的皮肤敏感，但很快可以恢复。敏感是由于皮肤屏障遭到破坏，使皮肤保湿能力下降，皮肤表现为皮肤干燥，不耐受外界冷热及日光刺激，因此需要加强激光治疗后的护理，包括保湿、防晒来改善这种短期内的敏感现象。此外，由于皮肤表皮的更新时间一般是28天左右，所以使用高能量激光治疗，例如痤疮凹陷性瘢痕，间隔周期一般至少3个月，以避免频繁的激光治疗会造成皮肤屏障破坏。

应用激光术治疗痤疮后有哪些注意事项？

痤疮激光术中产生的热损伤，使治疗区域的皮肤在短时间内产生不同程度的红肿热痛（痒），甚至渗出，因此需要使用冷敷以减少热损伤，严重者需要至医院换药。激光导致皮肤屏障的破坏，皮肤含水量减少、TEWL增多，表现为皮肤脱屑、干燥、敏感，因此特别需要加强皮肤保湿。激光治疗后，皮肤中的异常色素颗粒等物质会随着皮肤的新陈代谢排出体外，如果不注意保湿锁水，皮肤的新陈代谢变慢，淡化异常色素的时间也会变慢，最终的效果也会不理想。同时由于皮肤屏障的破坏，皮肤对紫外线的自我防御能力下降，紫外线对皮肤的损伤更大，会直接促使黑色素细胞产生黑素增多，易形成色素沉着。

鉴于激光治疗对皮肤屏障的损伤，皮肤抵御紫外线的能力变弱，因此激光治疗后至少1个月内要特别强调保湿、防晒。避免过度清洁、加强保湿，减少户外活动，采取防晒措施，如使用防晒霜、衣物阳伞遮挡日光等。出现脱痂，可局部使用抗生素软膏脱痂部位皮肤，降低感染风险。部分患者可能出现色素沉着，除避免光线照射，可适当食用富含维生素C的食物，一般6个月内，色素沉着可以自行消退。

治疗痤疮常用的皮肤外科手术有哪些？

痤疮的皮肤外科手术治疗包括粉刺排出术、囊肿引流术、皮下分离术、打孔切除术、皮肤磨削术、填充术及瘢痕切除术。

粉刺排出术和囊肿引流术主要适用于治疗炎症期的痤疮，尤其是大的囊肿，但有导致继发严重感染及瘢痕的风险。

皮下分离术、打孔切除术、皮肤磨削术、填充术主要适用于痤疮凹陷性瘢痕；皮下分离术、打孔切除术适用于冰锥状瘢痕、厢车状瘢痕；微针术适用于冰锥状瘢痕、线状瘢痕、桥状瘢痕。

填充术通过将凹陷性瘢痕抬高到与周围皮肤相同的水平，为了取得最佳的效果，置入填充物之前应创造一个足够的空间，以避免由组织纤维化而引起不均匀的皮肤外观，主要用于冰锥状、线状瘢痕、滚动状瘢痕。透明质酸是最广泛使用的填充剂。但其使用受到需要重复注射的限制，如果没有遵循适当的无菌操作，会导致并发症的发生。自体脂肪是具有比较持久效果的一种替代选择。

瘢痕切除术主要适用于治疗大面积连片的萎缩性瘢痕、桥状瘢痕。其优点是可用于治疗严重萎缩性的瘢痕和条状瘢痕，但有可能并发线状瘢痕。

微晶磨削术治疗痤疮的原理及适应证是什么？

皮肤磨削术，是一种机械性剥脱或微表面重修技术。通过金刚石垫或雾化晶体治疗头，对表皮和真皮浅层进行可控制的机械性磨削，从而刺激皮肤再生修复。微晶磨削修复产生的临床改善是通过一种类似在真皮和表皮水平补偿过程的机制而实现。皮肤磨削产生比较浅的剥蚀主要在表皮，所以这个治疗过程对于较深的痤疮瘢痕无效。虽然创伤较小，但是可能需要多次治疗，此外这种疗法较依赖医生的操作技能，经验不足反而可能形成瘢痕。

微晶磨削术适用于治疗表浅性痤疮瘢痕、粉刺、粗大毛孔。有效的磨削治疗一般需要5~12次，初始阶段约每周或每2周1次，随后根据患者情况，每月1次或一年2次进行维持治疗。

下列情况应慎用皮肤磨削术：血友病患者或凝血障碍者；乙型肝炎表面抗原阳性者，有严重或复发性单纯疱疹史者；患有活动性脓皮病者；有瘢痕疙瘩病史或增生性瘢痕者；放射性皮炎或半年内曾接受放射治疗的患者、烧伤瘢痕病史；有精神病症状、情绪不稳定者或手术期待值过高者。

磨削术后应注意：①治疗结束后24小时内治疗部位不要碰水，注意保湿、防晒（SPF ≥ 30，至少4周）；②治疗后1~2周避免使用维A酸类、爽肤水等刺激性产品，可在医生建议下使用医学护肤品；③如果出现色素沉着，需要加强保湿、防晒，可以配合维生素C、熊果苷等淡斑类药物导入治疗；④瘢痕的预防最重要的是严格掌握磨削深度，避免单次大面积治疗，且治疗间隔时间充足，如已出现瘢痕增生，可外用瘢痕软化贴膏或外搽去瘢痕的软膏。一般来说轻度增生瘢痕在1年左右可自行消退、变平，必要时可在1年后再次行磨削术，将高出于皮面的增生瘢痕磨平。严重增生者可考虑药物瘢痕内注射治疗；⑤术后皮肤感染少见，可予以相应局部或全身用药。治疗后出现任何超过预期的或医生没有提及的不良反应须及时复诊。

痤疮增生性瘢痕能否采用整形手术治疗？

增生性瘢痕是机体创伤修复过程中发生异常导致组织过度增生而成。增生性瘢痕突出皮肤表面，形状不规则、高低不平、潮红充血、质地实韧，可有灼痛和瘙痒感。环境温度增高，情绪激动，或进食辛辣刺激性食物时症状加剧。

增生性瘢痕治疗困难，手术治疗适合于面积较大的瘢痕，临床效果一般较好。面部痤疮常见的增生性瘢痕多发生在下颌部位，常见的方法有：单纯切除缝合法、瘢痕切除加皮瓣法、皮肤扩张器扩张后切除法。切除术后配合浅层射线放疗或点阵激光疗法进一步缓解瘢痕。

痤疮瘢痕整形术后需注意：①保持创面干燥直至拆线后2天；②忌烟酒、辛辣、刺激性食物；③避免日光直射以免使手术部位充血而加速瘢痕再次产生和色素沉着；④特殊部位的瘢痕或者面积较大瘢痕，遵医嘱术后使用减张器或美容胶布减少组织间的张力；⑤由于部分患者是瘢痕体质的缘故，因此在进行瘢痕手术后要注意密切随访。当发现瘢痕有长大趋势，或变红变痒时，须及时到医院就诊，及时进行对应的治疗。

预防保健篇

- ◆ 痤疮脓头能用手挤压吗?
- ◆ 如何预防痤疮复发?
- ◆ 痤疮患者如何科学管理饮食?
- ◆ 痤疮患者如何正确洁面?
- ◆ 痤疮患者可以化彩妆吗?
- ◆ ......

痤疮脓头能用手挤压吗?

不能！痤疮是一种好发于青春期的毛囊皮脂腺的慢性皮肤病，其发生主要是由于体内雄激素分泌相对旺盛，引发皮脂腺增生、分泌增多，同时由于皮脂腺导管处异常角化，导致毛囊皮脂腺开口堵塞，皮脂排泄不畅，淤积在毛囊内形成脂栓，即所谓粉刺。由于毛囊皮脂腺开口被阻塞，形成缺氧状态，使痤疮丙酸杆菌大量增生，分解皮脂中的甘油三酯产生较多的游离脂肪酸，刺激毛囊及毛囊周围组织引起非特异性炎症反应，导致一系列痤疮症状。

理论上挤压可以清除脂栓，使皮脂腺分泌物排出，减少痤疮丙酸杆菌繁殖，减少宿主炎症反应。但是现实生活中很多患者自己用手挤压痤疮后，手上的各种细菌在用手挤压的过程中通过毛囊口进入皮脂腺导管，造成二次感染，使炎症深入毛囊和真皮，扩散感染，导致瘢痕形成。其次，自己用手挤压容易刺激毛囊口处被挤掉脂栓的伤口皮肤增生，形成不平整的瘢痕皮肤，造成面部皮肤凹凸不平。最后，用手挤压，力度不当，极易造成皮下瘀血，需要很长时间才能被皮肤吸收，对面部美观影响较大。

值得注意的是，对于面部危险三角区的痤疮，尤其不能用手挤，以免引起脓毒血症或海绵窦栓塞。对于面部脓疱型的痤疮确实需要去除的，建议患者至专业医院进行挑治治疗。

如何预防痤疮复发?

对于痤疮的复发，很多人都感叹"青春不在，痘还在"。痤疮的发病除了与内源性因素有关外，与日常生活中的情绪、护肤、饮食习惯及治疗的科学性密切相关。痤疮的管理需要患者和医生共同协作，医生可以提供教育说明、专业知识指导，安慰与鼓励、经验以及处方，但患者也需要有所付出。

患者的生活方式会影响痤疮的，在各种类型的痤疮里，消除或减少外源性激素的影响都是最重要的。因此要预防痤疮的复发，就要从开端着手，只有阻止了痤疮最初的启动，才能预防后面的发展，做好打持久战的准备。

（1）精神方面　精神压力诱发的痤疮，曾被认为与促肾上腺皮质激素有关。最近的研究显示，毛囊皮脂腺单位的皮脂腺细胞具有功能性的促肾上腺皮质激素释放素受体系统，痤疮可能是由于对于该系统做出反应。因此，保证睡眠充足、放松心情、避免过度的精神紧张及压力刺激有助于痤疮恢复。

（2）饮食方面　高脂、高血糖负荷、ω-6脂肪酸含量高的乳制品、油炸类快餐和加工食品是导致痤疮最重要的原因。在饮食上须"管住嘴"，避免上述食物的食入，适当增加深海鱼类、贝类、海藻等ω-3脂肪酸含量较高的食物，以及一系列富含锌元素及维生素A的水果蔬菜。目前尚无证据支持辛辣食物和巧克力对痤疮有影响，但牛油火锅之类的高脂辛辣食物尽量避免食用。

（3）日常生活方面　加强皮肤护理，选择合适的洁肤、护肤产品以及化妆品。避免日晒或其他类型的紫外线暴露；避免挤压皮损；避免长期暴露于香烟、煤焦油和污染的环境中；避免服用诱发加重痤疮的药物等。

（4）治疗方面　对于在治疗中选择口服维A酸类药物的痤疮患者，异维A酸累积剂量的大小与痤疮复发显著相关，因此推荐累积剂量以60mg/kg为目标，达到预防复发的效果。此外，痤疮症状改善后的维持治疗对预防复发亦有效。目前，外用维A酸类是一线首选药物，对于轻度炎症皮损需联合抗菌药物，可考虑联合外用过氧化苯甲酰。

痤疮患者如何科学管理饮食？

高糖的饮食可致痤疮，主要是与胰岛素抵抗、皮脂腺脂质合成有关系。痤疮患者应少吃含糖量高的食物。摄入过多血糖生成指数（GI）较高的食物，可能会导致痤疮。GI值≥70为高GI食物；GI值介于56~69为中GI食物；GI值≤55为低GI食物。在蔬菜类，除了南瓜的GI值大于70以外，其他的大部分蔬菜的GI值都小于15，痤疮患者应多吃低GI食物，尤其是蔬菜。常见的各类食物GI见表4。

表4 常见食物血糖生成指数（GI）表

种类	食物名称	GI值	种类	食物名称	GI值
糖类	麦芽糖	105	水果类	西瓜	72
	葡萄糖	100		哈密瓜	70
	绵白糖	84		菠萝	66
	胶质软糖	80		葡萄干	56
	果冻豆（软糖）	78		芒果	55
	蜂蜜	73		猕猴桃	52
	蔗糖	49		香蕉	52
	巧克力	49		橘子、葡萄	43
	MM巧克力	23		枣	42
	果糖	88		苹果、梨	36
谷类及谷制品	馒头（富强粉）	87		桃	28
	糯米饭	83	种子类	腰果	25
	大米饭（精米）	80		花生	14
	烙饼	79	乳及乳制品	冰淇淋	51
	油条	71		酸奶（水果）	41
	小米（煮）	69		豆奶	34
	大米粥	61.5		脱脂牛奶	32
	小米粥	55		牛奶	28
	玉米（甜，煮）	42		降糖奶粉	26
	燕麦饭（整粒）	42	饮料类	芬达饮料	68
	意大利面（全麦）	41		啤酒（澳大利亚产）	66
	面条（煮）	33		橙汁（纯果汁）	50
豆类及豆制品	豆腐（炖）	27		柚子果汁（不加糖）	48
	绿豆	24		苹果汁	41

续表

种类	食物名称	GI值	种类	食物名称	GI值
豆类及豆制品	豆腐干	22	饮料类	可乐饮料	40
	冻豆腐	17	速食食品	棍子面包	90
淀粉类	马铃薯（微波炉烤）	66		白面包	88
	马铃薯（煮）	60		燕麦片（混合）	83
	炸薯条	33		可可米（家乐氏）	77
	藕粉	32		华夫饼干	76
	粉丝汤（绿豆）	75		苏打饼干	72
蔬菜类	南瓜	71		即时羹	69
	胡萝卜	64		面包（全麦粉）	69
	甜菜	51		汉堡包	61
	山药	48		比萨饼（含乳酪）	60
	芋头	39		酥皮糕点	59
	胡萝卜（煮）	15		爆玉米花	55
	芦笋、芹菜、菜花	15		荞麦方便面	53
	莴笋、生菜、西红柿	15		牛奶香脆饼干（达能）	39

＊本表数据来源于《中国食物成分表》（第六版）

乳制品不仅影响皮脂腺的分泌，其中的钙还会影响与多西环素的螯合，从而降低药物的吸收。尽量避免全脂牛奶、脱脂牛奶、酸奶以及奶制品相关食物，例如牛奶面包、牛奶蛋糕、奶茶、芝士等的摄入，可采用豆浆、药膳等替代。

钙、镁、锌、铁和铝等矿物质会和所有四环素发生螯合作用，导致药物吸收不良和疗效丧失。尤其是饮食中的铁元素，会降低四环素的吸收。因此建议在服用四环素之前4~6小时和之后的2小时内避免服用矿物质补充剂和抗酸药。多年来口服和外用锌制剂一直是痤疮的治疗手段，多项研究发现口服硫酸锌可降低痤疮皮损的数量和严重程度，因此锌在治疗痤疮皮损方面可能有益。

美国FDA强制要求异维A酸要与高脂膳食合用以提高药物的生物利用

度。但这种高脂膳食又会加重痤疮，因此建议在进餐时服药。新型脂化异维A酸不需要与高脂餐并用，但还没有普及。

中医学认为，痤疮是因过食肥甘厚味，以致肺胃湿热蕴于肌肤所致。因此，凡含油脂丰富的动物肥肉、鱼油、动物脑、蛋黄、芝麻、花生及各种糖和含糖高的糕点等食品最好少吃。宜食清凉祛热食品，痤疮患者大多数有内热。饮食应多选用具有清凉祛热、生津润燥作用的食品，如瘦猪肉、猪肺、兔肉、鸭肉、蘑菇、木耳、芹菜、油菜、菠菜、苋菜、莴笋、苦瓜、黄瓜、丝瓜、冬瓜、西红柿、绿豆芽、绿豆、黄豆、豆腐、莲藕、西瓜、梨、山楂、苹果等。

痤疮患者如何正确洁面？

洗脸是皮肤保养的第一步，目的在于彻底清除残留在肌肤表面、毛囊、皮脂腺、汗腺口的污垢。正确科学地洁面有利于清除皮肤表面油脂，还能够减轻皮损炎症，这对于痤疮患者是至关重要的。一般来说，一天洗2~3次脸是比较合适的。如果患者属于油性皮肤，鉴于夏季皮肤油脂分泌旺盛，可以根据皮肤的油腻程度增加1~2次洗脸的次数，其目的是保持皮肤的清洁度和通畅地排出皮脂。洗脸方法大致分为以下几个步骤。

（1）湿润面部　洗脸用温水（25~30℃）最好，温水有利于毛孔扩张及角质的软化，也不会过度刺激皮肤以致皮肤干燥脱屑。痤疮患者不要用热水洗脸，更不要用热气蒸脸，否则会使皮脂腺大量分泌皮脂，加重痤疮病情。

（2）洁面乳　将适量洁面乳放在手心充分揉搓到起泡沫，洁面乳不充分揉开就不能较好的发挥清洁作用，而且也容易残留在毛孔内引发痤疮。

（3）按摩　将洁面乳泡沫均匀地涂抹在面部以后，沿着肌肉和纹理的走向轻轻按摩，重点按摩T字区，注意不要太过用力。

（4）清洗　不要选择毛巾擦洗脸部，直接用手捧水将脸冲洗干净。皮肤彻底清洁后，用柔软干净的毛巾擦干脸上多余的水分，待脸部自然干燥即可。注意检查发际周围是否有残留的洁面乳，这是预防发际周围发生痤疮的关键步骤。

面部清洁是一个很重要的环节，科学正确地洗脸，可改善肌肤健康，对于缓解痤疮症状、预防痤疮复发都大有裨益。

痤疮患者可以化彩妆吗？

"爱美之心人皆有之"，痤疮严重影响美观，适度地进行化妆，不仅可以掩饰痤疮的病损和瘢痕，也可以提高患者的自信心。但也有人提出疑问，化妆品不是会导致痤疮的原因之一吗？得了痤疮怎么可以化彩妆呢？

首先化妆品导致的痤疮主要与化妆品的原料中凡士林、卤素等是否纯净有关系，此外粉质的化妆品堵塞毛孔，造成皮脂拥堵形成痤疮。因此在购买化妆品时需注意产品的配方及来源，化了彩妆后彻底地清洁残留化妆品就可以从源头上避免化妆品痤疮的发生。

（1）底妆　痤疮患者的皮肤比较油腻，所以在使用彩妆过程中需要注意彩妆产品的剂型。底妆和防晒剂最好使用质地比较清爽的保湿水和乳液，不要选用质地比较厚重的膏霜，尤其是在T字区部位和口周。

（2）粉底　尽量选用粉底液或者是粉饼，不要选用遮瑕膏、粉饼等较为厚重的产品，尽管遮瑕膏和粉饼在遮盖能力方面会更好一些。市面上也有一些专门用于掩饰凹陷性瘢痕的粉底，但是由于需要填平凹陷，所以会影响皮脂的代谢以及毛孔的通畅，在使用过后要做充分的清洁。

（3）眉、眼、唇、腮妆　眉、眼、口唇部位较少发生痤疮，可以根据个人习惯使用眉粉（膏、笔）、眼影粉（膏）、睫毛膏等。腮红尽量选用粉饼，不要选用腮红膏，以减少对毛孔的堵塞。

（4）卸妆及卸妆后护理　粉质的彩妆一般用温水即可清洁掉，但如果是膏状的彩妆及防晒剂需要用卸妆水清洁。特别厚重的油彩，可以先使用卸妆油，再使用卸妆水。因为洁面乳和卸妆水对皮肤的屏障有一定破坏作用，所以在洁面后要及时地外涂具有修复作用的保湿水和保湿乳。

黑头粉刺患者可以使用去角质的洁面化妆品吗?

角质层位于肌肤的最外层,具有保护肌肤、锁住水分的功能。痤疮患者皮肤毛囊口角化过度,加之出油较多,因此适度去角质除了可以感受肌肤平滑的触感,还可使护肤品成分易被肌肤吸收,进而维持皮肤的新陈代谢。

磨砂膏和去角质膏是含有均匀细微颗粒的洁肤产品,通过在皮肤上的物理摩擦作用去除老化的角质细胞碎屑。去角质膏或啫喱是利用产品涂搽过程中析出黏性胶裹挟老化角质剥脱,促使细胞更新换代,皮肤显得光亮柔嫩。但过度频繁使用会导致皮肤敏感、真皮血管扩张等。建议油性或老化皮肤2~4周使用1次,磨砂膏和去角质膏不要同时使用。不推荐敏感性皮肤的痤疮患者使用。

痤疮患者如何选择沐浴用品?

皮肤污垢是指附着在皮肤表面的垢着物,能影响毛孔通畅,妨碍皮肤和黏膜发挥正常生理功能。维护皮肤清洁是保障人体健康的基本条件之一。皮肤清洁剂按其化学性质主要分为皂类清洁剂和合成型清洁剂。

皂类清洁剂通过形成皂盐乳化皮肤表面污物而发挥清洁作用。由于皂盐成分为碱性,去污力强,皮脂膜容易被清除,增高皮肤pH值,使皮肤的耐受性降低,对皮肤有一定的刺激。添加了保湿成分的改良皂类或含甘油的手工皂性质温和,对皮肤的刺激较低。

合成型清洁剂以表面活性剂为主,加上保湿剂、黏合剂、防腐剂等人工合成的清洁剂。根据表面活性剂的化学特性,可分为阴离子、阳离子、两性离子、非离子及硅酮等种类,其中以阴离子表面活性剂的清洁作用强,但对皮肤的刺激性也较大。合成型清洁剂通过表面活性剂的乳化和包裹等作用清洁皮肤;配方中添加的保湿剂及润肤剂具有保湿、润肤、降低皮肤敏感性等作用,减轻由表面活性剂导致的皮肤屏障破坏。与皂类清洁剂相比,合成型清洁剂性质温和,刺激性明显减小。

沐浴产品包括沐浴液、浴皂、浴盐、身体磨砂膏等，可根据个人喜好选用。沐浴液、沐浴啫喱性质更温和，适合中、干性皮肤；浴皂、浴盐更适合偏油性的皮肤。有明显丘疹、脓疱的情况可使用含二硫化硒或硫黄的产品达到控油、抑菌的作用。注意过度清洁会破坏皮脂膜，经皮失水率增加，反馈性地刺激皮脂腺分泌皮脂而出现所谓的"外油内干"现象。

沐浴应根据体力活动的强度，是否出汗和个人习惯适当地调整。一般情况下每1~3日沐浴1次，炎热的夏季或喜爱运动者可以每天洗澡。水温以皮肤体温为准，夏季可低于体温，冬天略高于体温。沐浴时间控制在10分钟左右。如每天洗澡，每次5~10分钟即可完成。洗澡间隔时间长者可适当放宽沐浴时间，但不宜超过20分钟。

沐浴方式以清洁皮肤为目的，采用流动的水淋浴为佳。以放松或治疗为目的推荐使用盆浴。一般先行淋浴，去掉污垢后再进入浴缸浸泡全身。洗澡时用手或柔软的棉质毛巾轻轻擦洗皮肤，避免用力搓揉，或用粗糙的毛巾、尼龙球过度搓背。

沐浴禁忌：忌空腹、饱食、酒后洗澡，忌较长时间体力或脑力活动后马上洗澡。因为上述情况可能造成大脑供血不足，严重时还可引发低血糖，导致晕倒等意外发生。

痤疮患者日常护肤需要保湿、防晒吗？

由于痤疮患者常呈现出皮肤油腻，人们较重视控油类的洁肤、护肤，却往往忽略了皮肤的保湿。痤疮患者的皮肤TEWL增加，表皮含水量下降，神经酰胺含量下降，丝聚蛋白表达水平增加，加之外用药物，致皮肤屏障功能障碍，表现为皮肤干燥、缺水。因此保湿、防晒在痤疮患者日常护肤中是必不可少的。在选择产品时应注意产品的剂型，尽量选用质地轻薄的水、乳液，在成分配方方面需注意其非致粉刺性及温和无刺激性。

保湿剂主要分三类。①封闭剂，主要成分为凡士林、羊毛脂、矿物油；②吸湿剂，主要成分为神经酰胺、甘油、尿素、透明质酸、胶原蛋白等；

③润肤剂，神经酰胺、二异丙基二油酸。此外，中药连翘、知母、葛根、白花蛇舌草、忍冬、丹参、桑白皮、甘草等提取物的复合物，经证实可有效降低皮肤TEWL及皮肤油脂含量，痤疮患者可根据个人试用情况选用含有上述成分的保湿剂。

　　光动力术、化学剥脱术或激光术后，日晒容易产生色素沉着。此外，治疗痤疮的药物如阿达帕林、多西环素可增加皮肤对日光的敏感性，从而使得痘印加重。科学防晒有助于避免上述不良反应的产生。

　　防晒剂根据其防晒机制及成分不同，可分为三类。①物理防晒剂，主要通过反射、散射日光发挥防晒作用，如二氧化钛（TiO_2）、氧化锌（ZnO）。优点是防晒谱宽、相对光稳定、不易致敏，适用于肌肤敏感人群。缺点是不易涂抹，不透明、影响美观。日常佩戴宽边遮阳帽、太阳镜、防晒服、打伞也可起到物理屏蔽作用。②化学防晒剂，这类物质可选择性吸收UV而发挥防晒作用；优点是质地轻薄，通透性好，传统的化学防晒剂有一定致敏性。近年来，大量新型有机防晒剂上市，这些防晒剂克服了传统化学有机防晒剂的缺点，通过异构化、微粒化等方式显著提高防晒剂溶解性、光稳定性，且不易透皮吸收，安全有效，备受市场青睐。③抗氧化剂：对日光没有直接吸收或反射作用，但加入化妆品后可提高皮肤抗氧化能力，起到间接防晒作用，包括维生素C、E，β胡萝卜素、金属硫蛋白、超氧化物歧化酶、花青素、四氢甲基嘧啶羧酸以及甘草、绿茶、三七、葡萄籽等植物提取物。各类防晒剂各有利弊，为了同时覆盖UVB和UVA，兼顾安全和良好的皮肤使用特性，故多数的防晒化妆品都是采用不同作用机制的原料复配。

　　在防晒参数的选择方面，一般室内活动在没有紫外光源的室内活动，不需要使用防晒产品；室内可能受到紫外线照射的情况（靠窗、接触较强紫外灯光源、强荧光灯、驱蚊灯、娱乐场所的霓虹灯光等），建议选择SPF15/PA+以内的产品。室外活动要根据所处地区、季节、当日UVI和室外活动时间长短提高相关参数，如果活动涉及出汗或水下工作，应选择防水抗汗类产品。防晒剂一般出门前15分钟涂抹产品。一般产品需每隔2~3小时重复涂抹。涂搽量以1分硬币大小涂敷于全面部为宜。回家后防晒剂要及时彻底清洁，以防堵塞毛孔，尤其是防水类防晒剂。

痤疮瘢痕如何日常护理？

痤疮是暂时性的，可不幸的是痤疮瘢痕是永久性的，由于痤疮的严重性和治疗的延误，痤疮瘢痕发生早期，进行适当和充分的护理，对于减少瘢痕非常重要。护理包括治疗前、治疗时和治疗后三个部分。

（1）治疗前的护理　痤疮一旦发生，治疗越早越好，炎症性痤疮病变以非炎症性的皮损更容易引起瘢痕，因此对于炎症性的皮损应特别小心，避免任何刺激皮肤的行为，例如用力挤压痤疮、使用刺激性的护肤品等，这些都可能加重炎症。

（2）治疗时的护理　痤疮在治疗期间系统或者是外用的维A酸类药物，行化学剥脱术、光动力疗法治疗的前2~4周可能会加重痤疮，引起痤疮突然发作，但通常都是轻度的，一般在4周以后会逐渐好转。因此，在这期间不仅需要配合相关的治疗，还要注意皮肤的相关护理。此外，维A酸类的药物外用可能产生皮肤红斑、脱屑等刺激症状，注意外用药物的剂量以及涂抹方式，建议局部点涂。

（3）治疗后的护理　①在行化学剥脱术、光动力疗法、激光术等治疗后，皮损在治疗区域可出现明显的潮红、肿胀，伴有轻度灼痛，可予2~4℃的无菌胶原面膜冷湿敷20分钟。②治疗后需注意保湿和防晒，不要揉搓面部。剥脱性激光治疗术后24小时内保持治疗区域干燥不要沾水，治疗后原有的部位出现很薄的结痂，过5~7日会完全脱落，结痂处可以外用莫匹罗星软膏或红霉素软膏，以保持创面湿润。待其自然脱落之前，不要随意用手去抠下结痂，避免留下瘢痕，产生色素沉着。③部分患者治疗后出现暂时性色素脱失或色素沉着，一般会逐渐恢复正常，时间因人而异，通常3~6个月会自然消退。

痤疮患者如何做自我心理保健？

痤疮的皮损及瘢痕严重影响外观，给患者带来心理压力。不良的心理因素，如焦虑、抑郁、情绪低落等会加重痤疮或引起复发，造成恶性循环。因此，对于患者进行心理上的疏导和情绪上的调节有助于减少痤疮的发病率。痤疮患者的自我心理保健有利于痤疮患者更快地实现治疗目标。

（1）认知层面的自我管理　痤疮通过早期的干预治疗可以避免重度痤疮及瘢痕的产生。但是调查发现部分痤疮患者对于痤疮危险因素的知晓率很低，最普遍的问题是患者担心痤疮不可治愈。尤其是青少年对于痤疮的认知不足，加上社会、交际的压力，导致患者容易选择错误的治疗手段并承担超负荷的治疗费用，成为延误患者就医，使病情加重的主要原因。而这些行为又会导致痤疮的瘢痕风险加大。因此，加强痤疮相关科学知识的普及是十分有必要的。通过科学的认知，改变消极的认知和态度，树立痤疮治疗信心，提升情绪的"正能量"。

（2）行为层面的自我管理　借助调整负面情绪来达到情绪改善的一种方法。例如，可以向专业医生、家人、病友求助，以获得一些宽慰和疏导；多参加群体活动，坚持运动，长期坚持体育运动不失为一个健康的行为，不仅有助于提高自身的免疫力，还可促进心理健康。此外，情绪是可以传染的，所以个体也可以在平时生活中多多接触乐观的人，从而受到正向的感染。有重要社交活动时，还可以采用掩饰疗法，提升自信，具体详见相关章节。

（3）生理层面的自我管理　生理调节是指通过使生理和心理两方面同时得到松弛从而达到情绪调节的目的。这种调节方法利用了生理和心理之间的相互连通性，使二者能够相辅相成。例如，通过身体的放松可以逐步达到心理的放松，或者先达到心理的放松再实现身体的放松等。患者可以通过阅读、欣赏音乐、旅游等方式放松，从心理上藐视疾病，提高战胜疾病的信心。

痤疮患者如何进行日常食疗保健？

饮食疗法是运用食物或在食物中加入可药食两用的中药，通过日常饮膳而达到防病治病、保健美容的目的。"药食同源"，饮食疗法和药物疗法一样，以中医基础理论为核心，强调整体观念，利用食物性味归经，升降浮沉等特性祛除病邪，消除病因，协调脏腑，纠正阴阳偏盛偏衰的病理现象，使机体在最大限度上恢复至正常状态，乃至具有旺盛的生理功能。

饮食疗法具有润肤白面、悦容增颜、消痤灭痕等作用，是中医学特有的美容方法，且所用之物美味可口，无毒性或不良反应，可以长期食用。痤疮患者中皮肤比较油腻者，可以多吃柠檬、柚子、苹果、甜瓜、葡萄、芹菜等，此类食物多酸涩收敛能减少油脂分泌。胖人痤疮患者可以多食党参、冬瓜、山楂、莴苣、海带等，此类食物多能祛湿化痰消脂。下面介绍食疗药膳及可以冲泡服用的代茶饮品，供痤疮患者享用。

（1）菊花粥　清热解毒，祛火消脓。适用于肺经风热、脾胃湿热者（轻、中度痤疮）。

原料：菊花6g，枇杷叶10g，大米10g，白糖20g。

制作方法：菊花洗净，枇杷叶刷去背面毛茸，洗净；将洗净后的菊花、枇杷叶放入纱布袋内扎紧口；大米淘洗干净，去泥沙。将药包、大米同放铝锅内。加水适量，置武火上烧沸，再以文火煮30分钟，除去药包，加入白糖搅匀即成。

（2）绿豆薏苡仁汤　清热解毒，利湿祛脂。适用于肺胃蕴热和胃肠湿热者（轻、中度痤疮）。

原料：绿豆25g，薏米25g，山楂10g。

制作方法：绿豆、薏苡仁淘洗干净；山楂择洗干净备用。绿豆、薏苡仁、山楂同入碗中，倒入清水，浸泡30分钟，武火煮开，烧煮10分钟即停火，不揭盖焖15分钟即成。

（3）百合绿豆汤　清热解毒，养阴解暑。适用于肺经风热证者（轻、中度痤疮）。

原料：绿豆50g，百合25g，白砂糖20g。

制作方法：绿豆去掉杂质，洗净；百合剥开洗净；绿豆放入锅中，加入清水烧开；转用小火煮至绿豆开花，放入百合，继续煮；到绿豆、百合熟烂时，放入白糖，待糖化开，盛入汤碗即可。

（4）海带绿豆汤　清热软坚散结。适用于痰瘀互结者（重度痤疮）。

原料：海带、绿豆各15g，甜杏仁9g，玫瑰花6g。

制作方法：玫瑰花纱布包好；甜杏仁用沸水浸泡去皮；海带以温水泡好，切成丝。将以上各原料与绿豆放入锅中，加适量清水煮至绿豆开化软烂即成。食用时捡去玫瑰花，食绿豆粥。

（5）山楂桃仁粥　活血化瘀，软坚散结。适用于痰瘀互结者（重度痤疮）。

原料：生山楂、桃仁各9g，荷叶半张，粳米60g。

制作方法：先将前三味煮汤，去渣后加入粳米煮成粥。

（6）薏苡仁海带双仁粥　清热解毒，活血化瘀，养阴润肤。适用于肝郁血瘀者。

原料：薏苡仁、枸杞、桃仁各15g，海带、甜杏仁各10g，绿豆20g，粳米80g。

制作方法：将桃仁、甜杏仁用纱布包好，水煎取汁，加入薏苡仁、海带末、枸杞子、粳米一起煮粥。

（7）菊花茶　清热解毒，祛脓头。适用于肺经风热证者（轻、中度痤疮）。

原料：菊花10g，金银花10g。

制作方法：开水冲泡，每日1剂。

（8）山楂茶　清热，祛脂，消痤。适用于肺经风热证者（轻、中度痤疮）。

原料：生山楂10g，绿茶10g。

制作方法：开水冲泡，每日1剂。

（9）双花茶　软坚散结，化痰散结。适用于痰瘀互结者（重度痤疮）。

原料：玫瑰花5g，月季花5g，干陈皮10g。

制作方法：开水冲泡，每日1剂。

英文缩略词表

英文缩写	英文全称	中文全称
AHA	alpha hydroxy acid	α-羟基酸
BMI	body mass index	身体质量指数
CPAA	comedonalpost adolescent acne	粉刺型青春期后痤疮
DHEA	dehydroepiandrosterone	脱氢表雄酮
DHEAS	dehydroepiandrosterone sulfate	硫酸脱氢表雄酮
E_2	estradiol	雌二醇
FDA	Food and drug administration	食品与药品监督管理局
FSH	follicle stimulating hormone	促卵泡生成素
GA	glaycolicacid	甘醇酸
GI	glycemic index	血糖生成指数
HAIR-AN	hyperandrogenism, insulin resistance and acanthosisnigricans	高雄激素-胰岛素抵抗-黑棘皮
IFN	interferon	干扰素
IGF	insulin like growth factor insulin-like growth factor	胰岛素样生长因子
LMDF	lupus miliaris disseminatus faciei	颜面播散性粟粒性狼疮
IPL	Intense pulselight	强脉冲光
IL	interleukin	白细胞介素
LH	luteinizing hormone	促黄体生成素
MMP	matrix metalloproteinase	基质金属蛋白酶
P	progesterone	黄体酮
PAPA	pyogenic sterile arthritis, pyoderma gangrenosum, and acne	化脓性无菌性关节炎-坏疽性脓皮病-痤疮
PASH	pyoderma gangrenosum, acne and suppurative hidradenitis	坏疽性脓皮病-痤疮-化脓性汗腺炎
PCOS	polycysticovary syndrome	多囊卵巢综合征
PDL	pulsed dye laser	脉冲染料激光
PDT	photodynamic therapy	光动力治疗
PPARs	peroxisome proliferator-activated receptors	过氧化物酶体增殖物激活受体
PPIX	Protoporphyrin IX	原卟啉IX

痤 疮

续表

英文缩写	英文全称	中文全称
PRL	prolactin	催乳激素
RF	radiofrequency	射频
SA	salicylic acid	水杨酸
SAHA	seborrhea, acne, hirsutism, and androgenetic alopecia	脂溢－痤疮－多毛－雄激素源性脱发
SAPHO	synovitis, acne, pustulosis, hyperostosis, osteitis	滑膜炎－痤疮－脓疱－骨肥厚－骨炎
T	testosterone	睾酮
TCA	trichloroaceticacid	三氯醋酸
TEWL	transepidermal water loss	经表皮失水率
TNF-α	Tumor necrosis factor-α	肿瘤坏死因子-α
TSC	tuberous sclerosis complex	结节性硬化症
UVA	ultraviolet A	长波紫外线
UVB	ultraviolet B	中波紫外线
UVC	ultraviolet C	短波紫外线